Soins palliatifs à domicile: à propos de deux cas

Sandrine Carrara

Soins palliatifs à domicile: à propos de deux cas

Pour ne pas aller vers l'euthanasie passive ni l'acharnement thérapeutique

Presses Académiques Francophones

Impressum / Mentions légales
Bibliografische Information der Deutschen Nationalbibliothek: Die Deutsche Nationalbibliothek verzeichnet diese Publikation in der Deutschen Nationalbibliografie; detaillierte bibliografische Daten sind im Internet über http://dnb.d-nb.de abrufbar. Alle in diesem Buch genannten Marken und Produktnamen unterliegen warenzeichen-, marken- oder patentrechtlichem Schutz bzw. sind Warenzeichen oder eingetragene Warenzeichen der jeweiligen Inhaber. Die Wiedergabe von Marken, Produktnamen, Gebrauchsnamen, Handelsnamen, Warenbezeichnungen u.s.w. in diesem Werk berechtigt auch ohne besondere Kennzeichnung nicht zu der Annahme, dass solche Namen im Sinne der Warenzeichen- und Markenschutzgesetzgebung als frei zu betrachten wären und daher von jedermann benutzt werden dürften.

Information bibliographique publiée par la Deutsche Nationalbibliothek: La Deutsche Nationalbibliothek inscrit cette publication à la Deutsche Nationalbibliografie; des données bibliographiques détaillées sont disponibles sur internet à l'adresse http://dnb.d-nb.de.
Toutes marques et noms de produits mentionnés dans ce livre demeurent sous la protection des marques, des marques déposées et des brevets, et sont des marques ou des marques déposées de leurs détenteurs respectifs. L'utilisation des marques, noms de produits, noms communs, noms commerciaux, descriptions de produits, etc, même sans qu'ils soient mentionnés de façon particulière dans ce livre ne signifie en aucune façon que ces noms peuvent être utilisés sans restriction à l'égard de la législation pour la protection des marques et des marques déposées et pourraient donc être utilisés par quiconque.

Coverbild / Photo de couverture: www.ingimage.com

Verlag / Editeur:
Presses Académiques Francophones
ist ein Imprint der / est une marque déposée de
OmniScriptum GmbH & Co. KG
Heinrich-Böcking-Str. 6-8, 66121 Saarbrücken, Deutschland / Allemagne
Email: info@presses-academiques.com

Herstellung: siehe letzte Seite /
Impression: voir la dernière page
ISBN: 978-3-8381-7350-4

PLAN

INTRODUCTION

Les techniques médicales ont énormément évolué au cours du XX° siècle.

Une des conséquences de ce phénomène a été de bouleverser notre conception de la mort. Ainsi, si le lieu de trépas était jadis majoritairement le domicile, on se tourne actuellement de plus en plus vers les institutions qui nous rassurent, où l'on a davantage l'impression de faire le maximum pour le mourant.

Pourtant, la majorité des gens préfèrerait mourir à domicile.

Pour éviter ce paradoxe, il faut analyser plus précisément les raisons qui nous poussent à hospitaliser une personne en fin de vie.

Bien souvent, le maintien à domicile est envisageable, même s'il dépend de plusieurs facteurs. Il implique une autre sorte de prise en charge du malade, qui demande plus de temps et d'écoute que d'acte technique, et englobe également le soutien aux familles, avant et après le décès.

Le développement des soins palliatifs à domicile a permis ce genre de prise en charge, mais il est encore mal connu des soignants.

Accompagner un malade en fin de vie n'est pas facile. Cela demande beaucoup de patience, de compréhension et d'humanité, pour que le mourant conserve sa dignité jusqu'au bout.

A travers deux exemples d'accompagnement de personnes en fin de vie, nous verrons sur quels critères nous avons pu les garder à domicile dans un premier temps, et les raisons qui ont fait que, dans le deuxième cas, nous avons finalement été contraints de choisir l'hospitalisation.

I. LA SOCIETE ACTUELLE FACE A LA MORT

1.Définition de la mort(1)

1.1 Mort biologique

Le diagnostic positif de la mort est complexe.

Les cellules vivent en moyenne 3 minutes. Les premières cellules à mourir sont celles du système nerveux central, puis celles du myocarde. Il existe donc une période de latence entre l'état de mort apparente et la mort. L'état de mort apparente est réversible dans la mesure où les cellules cérébrales sont respectées. Parfois les cellules cérébrales meurent et la réanimation permet de faire vivre le cœur et le corps : il s'agit de la période de supra-vitalité. La mort est constituée d'une succession de mort cellulaire : il s'agit d'un phénomène progressif.

Les signes positifs de la mort se caractérisent par :

    *le refroidissement : à partir de l'arrêt cardio-respiratoire, le corps perd 1 degré par heure jusqu'à atteindre un équilibre avec la température extérieure.

    *la rigidité : à partir de la 4° heure, les muscles se contractent progressivement, d'abord au niveau des mâchoires puis vers le cou et tout le corps pour se compléter vers la 12° heure. Cette rigidité disparaît en 48 heures.

    *la lividité : elle est due à la pesanteur. Il s'agit de l'accumulation de sang dans les zones déclives, sauf au niveau des zones d'appui.

    *la putréfaction : elle est signée par la tache verte abdominale. Elle correspond à la circulation posthume liée aux gaz intestinaux qui chassent le sang.

Les principaux diagnostics différentiels de la mort sont :

    *l'hypothermie profonde qui se caractérise par une importante froideur, une rigidité, une fréquence cardiaque et respiratoire très diminuées, une mydriase.

    *le coma médicamenteux par barbituriques qui peut entraîner un arrêt de l'activité cardiaque. Un délai de 12 heures est disponible pour réanimer la victime. Ce temps doit être écoulé pour porter le diagnostic de la mort.

1.2 : La mort spirituelle

D'après Claude Rougeron, " la mort est une séparation et une disparition.

Séparation de l'âme et du corps, car le corps sans âme est mort.

Disparition du corps qui retourne à la terre. Ce retour conduit chacun de nous à remonter le fil de l'humanité jusqu'à la glaise dont fut pétri le premier Adam ".

1.3 : La mort sociale

La mort est également une séparation, une disparition de l'individu dans la société. Cependant il persiste le souvenir du rôle de l'être qui a vécu à l'échelle familiale, filiale, collective, professionnelle, politique...

1.4 : La mort psychologique

La mort est une inconnue. On peut observer les phases du mourir, les sentiments évolutifs décrits par E. Kubler-Ross(2) qui sont le déni, la révolte, le marchandage, la dépression et enfin l'acceptation, les caractéristiques spirituelles décrites par Stepnick(3). On peut accompagner avec le maximum d'intimité un être au bord de la rive mais on reste au bord de la rive sans voir ce qui existe de l'autre côté.

On ne peut pas comprendre, connaître ce qui n'est pas vécu et la mort n'est connue que lorsqu'elle est vécue, sachant qu'elle est probablement un moment virtuel, instantané, qui conduit à la continuité de la vie de l'âme selon les convictions religieuses.

Martin Luther a bien noté que " nul ne peut mourir à la place d'un autre et chacun doit se mesurer en personne avec la mort "

2. Culture du déni de la mort

Depuis le début du Xxe siècle, on constate une modification de l'attitude de la société face à la mort qui se manifeste par 2 principaux phénomènes :le malade est de plus en plus confié aux institutions pour mourir, et les rituels autour de la mort tendent à disparaître.

2.1 :Le mourant confié à l'hôpital

Autrefois, la tradition voulait que les personnes en fin de vie terminent leurs jours dans leur cadre familial, au sein des leurs.

En France, le nombre des décès à domicile s'est réduit de plus de 50% entre les années 50 et les années 80 pour atteindre dans les années 90 environ 27% des décès(4). Il existe cependant un écart entre les zones urbaines industrialisées et les zones rurales. En effet, 24% seulement des décès ont lieu à domicile dans les zones urbaines contre jusqu'à 50% par exemple dans le département des Pyrénées orientales(5). Ceci est dû à une organisation familiale plus apte à se mobiliser solidairement face à la maladie , à la vieillesse et à la mort, du fait souvent d'une plus grande disponibilité.

Progressivement on a donc assisté à un déplacement du lieu de trépas d'abord vers l'hôpital puis de plus en plus vers les institutions médico-sociales accueillant les personnes agées.

On peut expliquer ce phénomène de plusieurs façons. Tout d'abord, après 1956, date de la loi hospitalière Debré, l'hôpital a subi une mutation pour devenir un véritable plateau technique capable de mieux contrôler certaines maladies.

Lorsqu'on se retrouve devant une situation désespérée, on a toujours ce dernier recours. Les familles sont très demandeuses, lorsqu'on ne peut plus rien faire à domicile, d'une ultime hospitalisation. Cela leur permet de se déculpabiliser :toutes les chances de survie auront été mises dans le camp du malade.

Les médecins traitants eux-mêmes confortent les familles dans cette idée, à la fois pour se déresponsabiliser mais aussi par faute de temps.

Et le malade dans tout çà ?N'aurait-on pas laissé de coté ses volontés ?

Il ne faut tout de même pas oublier que la médecine a ses limites et que nous ne sommes pas immortels !

L'historien Philippe Ariès (6) qualifie le Xxe siècle de " période de la mort interdite ".Il déclare : " la mort est un phénomène technique obtenu par l'arrêt des soins, c'est à dire de manière plus ou moins avouée, par une décision du médecin...La mort a été décomposée , morcelée en une série de petites étapes...Toutes ces petites morts silencieuses ont remplacé et effacé la grande action dramatique de la mort et plus personne n'a la patience d'attendre, pendant des semaines, un moment qui a perdu une partie de son sens . "(7)

Par son attitude envers les mourants, l'homme exprime le sens qu'il reconnaît à la vie. Il est vrai que la perte de l'expérience de la proximité avec la mort et les mourants entraîne une très grande angoisse. Nos aînés vivaient cette proximité qui leur permettait une forme d'apprivoisement, non de la mort, mais de la fin de la vie et de leur finitude.

L'attitude contemporaine qui consiste à refouler la mort et les mourants, à cacher les morts promptement conduits au cimetière dans des voitures rapides de plus en plus banalisées, pousse l'homme du 21° siècle au désir d'abréger la phase ultime de sa vie.

2.2 : Disparition des rituels

Au cours du Xxe siècle se sont progressivement effacés de nos pratiques sociales les rituels autour de la mort. Un article de Balfour Mount décrit " la souffrance accrue des survivants "(8), ce qui laisse à penser que les rituels jouaient un rôle important dans le travail de deuil.

La religion prend une place de moins en moins importante dans notre société au profit de la science.

Les familles ont davantage foi en les progrès de la médecine qu'en un Dieu devenu impuissant à leurs yeux devant la mort.

La société refuse la mort et l'on pourrait aller jusqu'à dire que les rituels du trépas ont laissé place à des rituels d'effacement de la mort.

2.3: La mort cachée au mourant

Faut-il ou non dire la vérité au mourant ?

Ce problème a déjà été posé vers la fin du XIXe siècle. Pour protéger le malade en fin de vie ou par pitié, on ne lui disait rien de l'atroce vérité. Il n'en restait pas dupe pour autant. C'est à cette époque qu'on commence à l'envoyer en dernier recours à l'hôpital comme si on espérait un miracle.

La famille elle-même ne veut plus avoir à informer son parent de l'issu fatale de sa maladie et délègue ce travail d'abord au prêtre puis de plus en plus au médecin.

Ainsi, le mourant se retrouve dans un univers de mensonges et de non-dits, tandis que sa dégradation physique lui prouve la réalité de sa situation.

" Ce qui tourmente peut-être le plus celui qui assiste le mourant, est, la plupart du temps de devoir lui cacher la vérité, de lui jouer la comédie...Seul le médecin est habilité officiellement à déclarer que le sujet est décédé, pourquoi et comment ; seul aussi il est apte à reculer l'échéance de la mort, du moins à la maîtriser, situation qui ne va pas sans ambiguïté ni paradoxe puisque défenseur de la vie de son patient, il ne peut empêcher que celui-ci meure un jour ou l'autre. "(9)

Cette citation de Louis Vincent-Thomas amène l'interrogation suivante :doit-on cacher une maladie dont le pronostic est fatal et bercer le malade de l'illusion d'une impossible guérison, au risque de trahir sa confiance ou au contraire doit-on le préparer à mourir, lucidement, à accepter et combattre sa maladie ?

2.4: repères déontologiques :

La dernière version du code de déontologie médicale adoptée par le Conseil National de l'Ordre des Médecins le 19 Février 1993, en son article 35, apporte de nouveaux repères :
" Le médecin doit à la personne qu'il examine une information loyale, claire et progressive sur son état, les investigations et les soins qui lui propose. Tout au long de sa maladie, il adapte ses explications à la personnalité du malade et veille à leur compréhension.
Toutefois, dans l'intérêt du malade et pour des raisons légitimes que le praticien appréciera en conscience, un malade peut être tenu dans l'ignorance d'un diagnostic ou d'un pronostic grave, sauf dans le cas où l'affection dont il est atteint expose les tiers à un risque de contamination.
Un pronostic fatal doit être révélé qu'avec circonspection, mais les proches doivent en être prévenus, sauf exception ou si le malade a préalablement interdit cette révélation ou désigné les tiers auxquels elles doivent être faites. "

Ce texte laisse en fait une certaine liberté au médecin qui seul décide de dire ou non la vérité en son âme et conscience.

Une nouvelle attitude a été proposée à l'occasion du troisième Congrès International d'Ethique Médicale de l'Ordre des Médecins en 1991 par le Professeur Shaerer(10). D'après lui, il faut laisser parler le patient, attendre ses questions et en contre partie être disponible et ouvert.
" Reconnaissez qu'il y a une énorme différence entre dire à quelqu'un " vous allez mourir " et le laisser dire " je vais mourir ". Celui qui a dit à son médecin ou à un proche " je vais mourir "reste le sujet de sa vie, là où celui qui s'entend dire " vous allez mourir " devient objet et objet de condamnation. Celui qui dit " je vais mourir " peut choisir le moment et la manière de le dire et peut garder en le disant l'espoir d'une issue ; celui qui s'entend dire " vous allez mourir " n'a aucun refuge possible ; celui qui dit " je vais mourir "le dit parce qu'il sait qu'il peut compter sur celui à

qui il le dit ; celui qui s'entend dire " vous allez mourir "le reçoit comme on reçoit une lettre de rupture. Encore faut-il que celui qui a besoin de dire " je vais mourir "à son médecin, trouve celui-ci disponible et ouvert. "

Il n'y a donc pas de directives claires et nettes concernant la vérité au malade.

Cela reste au jugement du médecin qui décidera en fonction du malade mais aussi en fonction de ses propres convictions ainsi que de ses compétences en matière d'accompagnement.

Rappelons ici que le cursus médical ne comprend pas d'enseignement sur les soins palliatifs et l'accompagnement du malade en fin de vie. Les compétences du médecin ne seront donc basées que sur d'éventuelles formation complémentaires et surtout sur l'expérience. On comprend donc pourquoi les patients en fin de vie sont de plus en plus souvent hospitalisés.

3.Les nouveaux devoirs de la médecine

3.1 : Améliorer la vie

Au cours du Xxe siècle l'hôpital est devenu le lieu de la dernière chance. Les médecins ont été investis du pouvoir suprême d'améliorer la vie et de la prolonger au maximum et dans les meilleures conditions.

Ainsi, la médecine ne se limite plus à soigner des malades. Son nouveau rôle est d'optimiser le vivant.

La société refuse de plus en plus la maladie, la vieillesse, la dégénérescence, le handicap.

Les médias nous abreuvent d'images de perfection et nous poussent à vouloir être beau, jeune et dynamique. Ils prétendent que cela est possible grâce aux progrès de la médecine !

En effet, la chirurgie esthétique n'est plus réservée à des patients défigurés par un accident ou malformés de naissance. La moindre petite imperfection peut être corrigée. Vous êtes trop gros ? Liposuccion ! Vos seins sont trop petits ? Prothèses en silicone ! Vous avez des rides ? Lifting !...

La société n'accepte plus le moindre défaut physique et encore moins la souffrance. Il faut soulager à tout prix et la médecine en a les moyens.

Le problème du refus de la douleur a été soulevé par le sociologue Ivan Illich qui déclare en 1975 dans la Némésis médicale(11) : " la civilisation moderne a transformé l'expérience de la douleur.

Elle retire à la souffrance sa signification intime et personnelle et transforme la douleur en problème technique... La culture rend la douleur supportable en l'intégrant à un système chargé de sens, l'idéologie de la médecine industrielle détache la douleur de tout contexte subjectif afin de mieux la détruire. Les cultures traditionnelles, dans leur majorité rendent l'homme responsable de son comportement sous l'impact de la douleur, ce que l'homme industrialisé perçoit, c'est que la société est responsable envers l'individu affligé qu'elle doit délivrer de sa douleur. Cette inversion du sens de la responsabilité à l'égard de la douleur reflète et renforce une transformation éthique et politique. "

Ivan Illich définit à partir de ce constat le concept de iatrogénèse structurelle, c'est à dire le mythe selon lequel la suppression de la douleur, du handicap et le recul indéfini de la mort sont des objectifs réalisables face au développement sans limite du système médical.

Ainsi la faculté de tout à chacun à affronter la douleur et la mort est compromise et le malade réclame de plus en plus ce qui lui paraît lui être dû, à savoir le soulagement de sa douleur physique et morale. Le malade est transformé en un " consommateur d'anesthésie "

En effet, la consommation d'anxiolytiques, de neuroleptiques et plus généralement de psychotropes est de plus en plus importante dans les pays occidentaux.

Le Professeur Laborit a même mis au point le fameux cocktail lytique DPL (Dolosal, Phénergan, Largactil) pour induire les anesthésies. Ce cocktail va être plus couramment utilisé pour provoquer un sommeil induit chez les patients en fin de vie.

Se pose alors le problème épineux de l'euthanasie.

L'article 36 du code de déontologie adopté par l'Ordre National des Médecins(12) pose des règles précises : " le médecin doit accompagner le mourant jusqu'à ses derniers moments, assurer par des soins et des mesures appropriées la qualité d'une vie qui prend fin, sauvegarder la dignité du patient et réconforter son entourage. Il n'a pas le droit de provoquer délibérément la mort. "

L'euthanasie est donc clairement interdite en France. La législation est aménagée dans certains pays pour autoriser cette pratique. C'est le cas pour certains états de l'Australie et des Etats-Unis.

Les Pays-Bas sont le premier pays à légaliser l'euthanasie. La loi a été définitivement votée le 10/04/2001(13).

Le texte encadre l'euthanasie de conditions strictes : les médecins devront s'assurer que le malade subit des " souffrances insupportables ", qu'il n'a aucun espoir de survie et qu'il désire mettre fin à ses jours. Les praticiens devront ensuite se soumettre au contrôle de commissions régionales.

Les enfants de douze à seize ans pourront demander l'euthanasie avec l'accord de leurs parents. Les mineurs de plus de seize ans pourront se passer de l'autorisation parentale.

Cet acte est déjà toléré aux Pays-Bas depuis une circulaire ministérielle de 1997. En 2000, plus de 2000 cas d'euthanasie ont été officiellement recensés aux Pays-Bas, dont une grande majorité concerne des malades atteints de cancer.

La nouvelle loi a provoqué de vives réactions au sein du pays et notamment deux pétitions ont été signées par 60000 opposants à l'euthanasie. Cependant, un sondage a montré que 85% des néerlandais sont favorables à cette loi.

Les plus violentes critiques proviennent de l'étranger, notamment du Vatican. L'Allemagne craint quant à elle de voir se développer aux Pays-Bas " un tourisme de l'euthanasie ".

Cette pratique reste un tabou dans la plupart des pays. Seuls les Territoires du Nord de l'Australie avaient adopté en 1996 une loi l'autorisant. Mais celle-ci avait été abrogée au niveau fédéral peu de temps après.

En Mai 2002, la Belgique autorise à son tour l'euthanasie(14). La législation partielle n'a pas provoqué de polémiques enflammées, dans un pays imprégné de culture catholique mais où l'Eglise, autrefois toute puissante, a perdu aujourd'hui une grande partie de son influence.

Les évêques de Belgique ont dénoncé le vote par les députés d'une loi qui fait du pays le deuxième au monde, après les Pays Bas, à autoriser sous conditions la « mort douce ».

L'épiscopat a critiqué un texte « en opposition directe avec ce qui fait le cœur d'une vie en société basée sur la dignité humaine et sur une longue histoire de la civilisation, à savoir le respect fondamental de la vie humaine ».

L'opposition parlementaire socialo-chrétienne, qui a voté contre l'euthanasie, a annoncé qu'elle combattrait le texte devant la Cour européenne des droits de l'Homme.

Mais la presse belge, tout en soulignant le caractère imparfait de la loi, soulignait le large soutien dans l'opinion.

Le quotidien catholique avait publié en 2001 un sondage révélant que 72% des Belges étaient en faveur d'une législation conditionnelle de l'euthanasie.

Cette loi effraie certains qui y voient la création d'une autorisation de tuer mais, comme le mentionne le journal Le Soir, « en préservant la liberté du malade et celle du médecin à toutes les étapes de sa procédure, cette législation ne cause aucun dommage à autrui ».

La pratique de l'euthanasie restera strictement encadrée en Belgique et, pour éviter les abus, les pouvoirs publics devront en outre assurer le développement dans les hôpitaux du pays de programmes de soins palliatifs.

Il aura fallu 20 ans à la Belgique pour accorder sa loi avec une pratique déjà tolérée mais pénalement toujours assimilée à un homicide. Le dépôt de la première proposition de loi sur l'euthanasie date de 1982.

C'est l'arrivée au pouvoir en 1999 d'une coalition laïque (socialiste, libérale et écologiste), et le rejet des partis chrétiens dans l'opposition pour la première fois depuis 40 ans qui a permis de lever le tabou.

Avant le vote des députés, la législation de l'euthanasie avait fait l'objet de 2 ans de discussion au Sénat, où ont été entendus des dizaines de spécialistes, de malades ou de proches de personnes ayant demandé une euthanasie.

En France, les discussions en cours portent plus sur le développement des soins palliatifs que sur un projet de légalisation de l'euthanasie.

En ce qui concerne la problématique de la souffrance, le nouveau code de déontologie médicale adopté par le Conseil National le 11 février 1996(15) stipule que " en toute circonstance, le médecin doit s'efforcer de soulager les souffrances de son malade, l'assister moralement et éviter toute obstination déraisonnable dans les investigations et la thérapeutique. "

L'utilisation de la morphine et des opiacés va donc être moins tabou mais il va falloir beaucoup de temps à notre pays pour modifier ses habitudes de prescription.

D'autres repères nous incitent à soulager le patient en fin de vie. Ainsi, les principes d'éthique Médicale Européenne de la Conférence Internationale des Ordres et des organismes d'attribution similaires font obligation au médecin dans son article 12 : " d'assister le mourant, de soulager ses souffrances physiques et morales. "

Dans son avis n°26 du 24 juin 1991, le Comité Consultatif National d'Ethique appelle l'observation suivante : " Les soins palliatifs, tant par les progrès accomplis dans le soulagement des douleurs physiques, que par l'accompagnement attentif des malades et de leur famille, rendent très rares les demandes d'euthanasie. Une généralisation de la formation des médecins et des équipes soignantes, fondée sur les études dans les soins palliatifs continue d'être l'objet, permettra d'en réduire encore le nombre. "

Il est vrai que si ni le malade ni la famille ne demande l'euthanasie, le problème est résolu. L'apprentissage de l'accompagnement du patient en fin de vie peut être une solution. Le médecin va devoir faire accepter la mort imminente et toutes les dégradations physiques et morales qu'elle entraîne, et une sérieuse formation paraît nécessaire.

3.2 : Empêcher la mort

Une autre déviation du soulagement de la douleur consiste à vouloir à tout prix empêcher la mort.

3.2.1 :la prolongation de la mort

Le débat autour de la mort dans la société contemporaine, spécialement autour du mourir, de l'euthanasie et de tous les problèmes connexes, a pris depuis quelques années des proportions insoupçonnées. Depuis un demi-siècle, les progrès considérables de la science biomédicale ont bouleversé les façons de mourir et les lieux où survient la mort. Amnésié par ces progrès parfois étourdissants, le médecin s'est distancié de l'homme et a oublié une dimension essentielle : son questionnement autour de la vie et de la mort.

Ainsi, la mort n'est plus tout à fait un phénomène naturel.

*Quand faut-il arrêter un traitement pour qu'il ne soit pas un acharnement thérapeutique ?

*Jusqu'à quel point faut-il tenir compte de la qualité de vie du malade ?

*Dans quelles conditions faut-il écouter le malade dans sa demande d'arrêter les soins ?

*Les exigences de la famille sont-elles toujours en accord avec ce que pourrait vouloir le malade s'il était capable de s'exprimer ?

*Qui, en dernière analyse, a le pouvoir et la responsabilité de décider qu'une thérapeutique de prolongation de la vie doit ou non être donnée au patient incapable de s'exprimer ?

L' hôpital est devenu le lieu de la dernière chance, du dernier espoir.

La société a même extrapolé en pensant que l'hôpital était capable de maintenir en vie n'importe qui, à force de drogues et de machines. Ainsi, on en vient à croire qu'un patient ne décède à l'hôpital que parce que l'équipe médicale a décidé d'arrêter les soins...

On comprend le malaise des soignants devant des personnes en fin de vie. Face à de tels patients, de multiples questions se posent : doit-on tout mettre en œuvre pour préserver la vie , a-t-on le droit de privilégier la qualité de vie au prix de la raccourcir ?

3.2.2 : Les aspects juridiques

Le débat sur l'acharnement thérapeutique va amener le Conseil de l'Ordre à prendre position : " Il existe un consensus général pour penser que le " respect de la vie " ne doit pas être poussé jusqu'à l'absurde, et que le médecin n'est jamais chargé de prolonger l'agonie par des prouesses techniques. Il n'y a aucune obligation morale à faire durer à tout prix une vie sans espoir. Lorsqu'on est sûr que la partie est perdue, toute action thérapeutique pénible pour le malade serait inhumaine.

La crainte que certains réanimateurs continuent leur lutte contre la mort au delà des limites raisonnables, sans espoir de succès ou pour laisser l'infortuné patient dans un état pitoyable, a fait naître une réaction de l'opinion contre l' " acharnement thérapeutique " et la " médicalisation de la mort ". Le terme acharnement n'est peut-être pas parfaitement choisi, il faudrait mieux parler d'obstination déraisonnable.

Car il est naturel et nécessaire que les réanimateurs mènent un combat acharné contre la mort. Sans ce dynamisme, sans cet esprit combatif qui leur fait tout entreprendre " comme si on pouvait gagner " aucun progrès n'aurait été acquis dans le traitement des états graves. "(16)

Tout cela peut paraître très clair, mais en pratique il n'est pas aisé de savoir si " la partie est perdue " et donc à quel moment on va passer d'une thérapeutique curative à une thérapeutique palliative, les deux étant le plus souvent intriquées ou alternées.

Il est souvent difficile de décider qu'un patient est condamné et d'arrêter toute thérapeutique curative, à l'heure où la peur du médico-légal est croissante.

Cette angoisse est d'autant plus importante qu'elle est partagée par moins de personnes, ce qui est le cas pour l'accompagnement des mourants à domicile.

En effet, dans ce contexte, le médecin traitant reste le principal décisionnaire, contrairement à l'hôpital où la décision est collégiale le plus souvent.

3.2.3 : Les droits du malade

Je crois que l'on oublie dans tout cela de parler de l'avis du principal intéressé : le malade. Ne peut-il pas avoir des désirs sur la façon de terminer ses jours ?

Il préfèrera parfois une fin rapide sans souffrance qu'une longue agonie, parfois la peur de la mort l'emportera et il voudra que l'on se batte même si l'on doit exacerber ses souffrances.

Si le malade est un être diminué physiquement ou mentalement, il n'en demeure pas moins un être humain à qui le Droit reconnaît la personnalité juridique et, partant, la pleine jouissance des droits civils. Cette primauté et cette dignité de la personne humaine ont trouvé une véritable et juste dimension dans la déclaration universelle des droits de l'homme en 1948.

C'est ainsi que l'on assiste à la reconnaissance progressive dans les textes législatifs, du droit à la vie, à la sûreté, à l'intégrité physique de la personne, du droit à l'inviolabilité de la personne humaine (assujetti au respect de l'ordre public et des bonnes mœurs), du droit au secours lorsque la vie est en péril, du droit à la sauvegarde de la dignité humaine, au respect de la vie privée et même, en certaines sociétés, du droit à la santé.

Il s'y ajoute également un devoir de respect de sa propre personne. Et si le suicide et la tentative de suicide ne sont plus l'objet de sanctions pénales, un malade ne saurait convenir avec un tiers, notamment un médecin, d'un acte qui tendrait directement à provoquer la mort ou à infliger des blessures ou mutilations injustifiées.

3.2.4 :Les devoirs du médecin

Ces devoirs réalisent un véritable agrégat qui est le devoir essentiel du médecin :

" Le médecin est, à la réquisition libre et éclairée du malade, et dans les limites de l'autorisation qu'il en reçoit, tenu de fournir des soins consciencieux, attentifs et, réserve faite de circonstances exceptionnelles, conformes aux données acquises de la science (Cour de cassation, arrêt du 20 mai 1936)

*Selon que le malade est conscient et lucide :

L'article 19 du Code Civil est formel : " la personne humaine est inviolable. Nul ne peut porter atteinte à la personne d'autrui sans son consentement ou sans y être autorisé par la loi ". Le médecin doit donc respecter la décision du malade et notamment le refus de recevoir des soins. Le médecin doit cependant s'être assuré de l'état de lucidité du malade et lui avoir expliqué dans un langage adapté, la gravité et les conséquences de l'absence ou de l'interruption des soins. L'article 37 de la loi de la protection de la santé publique peut permettre à un médecin de soigner un malade en danger de mort, même en cas de refus de traitement.

Cette théorie, fondée sur le principe de la nécessité, doit recevoir toute son application lorsqu'il s'agit d'une victime inconsciente ou d'une femme enceinte dont l'état nécessite une transfusion alors qu'elle la refuse au nom de principes religieux.

Le malade peut donner à son médecin des instructions selon lesquelles, en cas d'évolution irréversible de son état vers la mort, il ne veut pas recevoir des soins et traitements à seule fin de prolonger la vie. Le médecin ne peut donc s'acharner à maintenir le malade en vie artificielle. Il doit prendre les mesures nécessaires et suffisantes pour soulager la douleur et s'assurer que le processus de la mort s'effectue dans le respect de la dignité du malade.

Cependant, le médecin implique directement sa responsabilité professionnelle dans cette délicate dualité décisionnelle entre le fait de provoquer la mort et celui d'abréger, par voie d'abstention ou par voie d'analgésiques, le processus inévitable de la mort.

Au-delà de ce discours juridique, la pratique médicale offre une complexité chargée de flou et d'inconnues. La iatrogénie des traitements curatifs, de certaines explorations, la prise en charge de la douleur physique selon les règles de l'art, des souffrances psychologiques, sociales et spirituelles, la constitution et la motivation d'une équipe soignante sont les éléments de cette complexité. Ils sont le plus souvent intriqués, variable dans le temps tant dans leur existence que dans leur expression.

*Si le malade est inconscient :

La situation de l'événement inopiné mettant la vie du malade en péril est simple puisque le médecin a un devoir de porter secours dicté par le code pénal. La situation est plus complexe lorsqu'il s'agit d'un malade qui n'a pas donné de directives à son médecin et n'est plus en état de le faire. C'est le cas du malade devenu inconscient ou ayant perdu ses capacités mentales lui permettant de comprendre la portée des soins et traitements prodigués.

La réponse juridique est très variable d'un pays à l'autre. Quelle que soit cette réponse, le médecin doit recueillir l'avis de l'un des proches, identifié comme investi préalablement de la confiance du malade et reconnu par le reste de la famille. Cet avis n'a pas de valeur juridique formelle, mais constitue une solution satisfaisante pour garantir les intérêts du malade et limiter les conflits.

Dans les situations difficiles, il peut être provoqué un conseil de famille qui mobilisera un tribunal des affaires familiales. Cette possibilité est volontiers utilisée au Québec.

En France, un médecin peut toujours, selon la complexité de la situation, mobiliser le juge des tutelles et des curatelles.

3.2.5 :Le rôle de la famille

L'évolution sociologique du travail et des loisirs a modifié la structure et les modes de vies de la famille.

Cependant, la famille existe et tient un rôle auprès des personnes mourantes et des morts. Quelles que soient son envergure et son organisation, la famille constitue un élément fondamental de l'équipe soignante. Lorsque le malade est soigné à domicile, la famille peut intervenir au niveau des soins physiques, hygiéniques, alimentaires et vestimentaires.

Quel que soit le lieu où le malade vit la fin de sa vie, la famille constitue probablement l'essentiel des soutiens psychologique, culturel et spirituel nécessaires au mourant. L'absence de cette famille engendre des souffrances qu'il appartient aux soignants de prendre en charge selon leurs désirs et leur sensibilité.

C'est dans un tel contexte que surgit quelquefois la difficile question du maintien et de l'arrêt des soins au malade, depuis l'acharnement thérapeutique jusqu'à l'euthanasie active. Actuellement, la loi ne permet pas au médecin de pratiquer son art sereinement selon les nouvelles acquisitions de la science et selon ce que la société accepte moralement et éthiquement.

La loi doit être révisée de sorte à placer le médecin dans une situation légale qui lui accorde la sécurité à laquelle il a droit pour prendre les décisions qu'il partagera, dans la grande majorité des cas, avec le patient et/ou sa famille.

Le rôle de la famille est majeur au décours immédiat de la mort. Ce rôle s'exprime au niveau des modalités culturelles de la gestion du corps dans le respect des lois sociales (par exemple, un juif décédé et enterré en France le sera dans un cercueil et non en pleine terre) mais aussi au niveau des aléas testamentaires.

Après la mort, le soignant a le devoir de respecter le secret professionnel selon le code pénal repris par le code de déontologie médicale. Cela signifie que la famille peut être écoutée par le médecin, mais qu'il ne révèlera aucune information concernant le défunt, qu'elle soit médicale ou non.

Acharnement thérapeutique, euthanasie, respect du malade, de sa famille, problèmes médico-légaux...La médecine avait besoin de savoir ce qu'elle pouvait et devait faire plus clairement, d'où l'émergence du mouvement des soins palliatifs.

II LE DEVELOPPEMENT DES SOINS PALLIATIFS

Dès les années soixante en Angleterre, l'émergence du mouvement des hospices va tenter de sortir l'homme de son aliénation face à la souffrance et à la mort en l'accompagnant dans le respect de sa dignité, de sa personne, de son autonomie.

L'histoire de ce mouvement qui donne à la mort un nouveau visage est décrit dans le livre de Chantal Couvreur : " les soins palliatifs ".(17)

Le premier établissement destiné à prendre en charge les souffrances physiques et morales des personnes atteintes de cancer arrivé au stade terminal, mais aussi de leur famille, est le Saint Christopher's à Londres.

Ce type de soins appelés palliatifs implique un changement complet des priorités pour tous les professionnels de la Santé :il ne s'agit plus de guérir, mais bien de tout mettre en œuvre pour assurer au malade une fin de vie qui soit la plus confortable possible, que se soit sur le plan physique, psycho-social ou spirituel.

En France, ce mouvement ne se fait que très lentement. En 1993, le Dr Henri Delbèque(18) édite un rapport faisant l'état des lieux du mouvement des soins palliatifs en France. Force est de constater un faible développement des institutions et des services de soins palliatifs dans notre pays. Il met également en exergue le souhait des soignants français de ne pas faire des soins palliatifs une spécialité dans des services spécialisés, mais une partie du soin due au malade à développer auprès de tous les soignants dans tous les réseaux de soins qu'ils soient hospitaliers ou ambulatoires.

Selon Twycross, " faire des soins palliatifs, c'est optimiser l'environnement(psychologique, médical, symptomatique, spirituel, social, familial...)pour permettre au patient de faire de son mieux. "(19)

Cette approche concerne en fait la plupart des aspects du soin, quelle que soit la pathologie en cause et sa phase d'évolution.

Dans un premier temps on pourrait croire que travailler dans le soin palliatif, c'est s'exposer à toujours plus de négativité. En fait l'exigence pour les professionnels de santé et les bénévoles engagés dans cette démarche est de creuser le sens de leur vie de soignant et de la relation avec le malade afin que même les périodes difficiles- mais inévitables- gardent pour tous leur possibilité de croissance. D'autant que cette apparence de négatif, pour le malade, peut revêtir pour lui, jusqu'à l'extrême minute de sa vie, des potentialités que nous ne soupçonnons pas toujours.

Soigner peut se vivre alors effectivement comme une dynamique au service d'un sujet et non d'une technique ou de statistiques. La mort n'est pas un échec mais fait partie de la vie.

Soigner n'est pas une démarche à sens unique : l'accompagnement peut être source de croissance et de richesses pour chacun.

1. Les idées force des soins palliatifs

1.1.Soigner=respecter, potentialiser et vivre avec

Soigner l'autre, c'est accepter d'être au service d'une vie qui ne nous appartient pas.

La vie des malades est semblable à un iceberg : nous ne connaîtrons qu'une toute petite partie, nous ne seront jamais maîtres de leur décisions, encore moins devins de leur désirs et de leurs réactions(20).

La médecine ne peut pas tout : il faut apprendre à annoncer de mauvaises nouvelles même si cela ne nous fait pas plaisir.

L'authenticité du rapport avec le malade lui rend sa liberté et lui permet d'assumer en adulte son devenir. Nos mensonges l'infantilisent et nous arrogent un droit exorbitant sur sa vie.

Accompagner, c'est ménager l'espoir et le sens de la vie tout en soutenant le regard du malade, en essayant de ne pas mentir.

De multiples expériences le prouvent désormais : l'authenticité et l'annonce progressive de la réalité de la maladie, si grave soit-elle, est une nécessité pour sauvegarder la liberté du malade. Car le patient vit alors de manière moins anxieuse son évolution en comprenant le pourquoi de son altération physique, que s'il est écrasé par l'incompréhension engendrée par des mensonges inexplicables.

Partager, avec le malade, une vérité sur son diagnostic, voire même son pronostic, est affaire de cheminement, d'écoute, dans le respect impératif des défenses et du temps nécessaire à ce travail d'intégration.

1.2.Thérapeutique palliative

Traitement des douleurs et amélioration du confort du malade sont des urgences thérapeutiques passant avant toute autre considération, ce qu'il est toujours possible de respecter même lors des stratégies dites curatives.

Le principal obstacle à la prescription morphinique est la peur de la relation authentique et des annonces de mauvaises nouvelles que ce traitement requiert le plus souvent.
Il n'y a pas de dose de morphine idéale ou maximale : c'est à chaque soignant de s'adapter aux besoins du malade.

Les morphiniques, les corticoïdes et les atropiniques sont les principaux médicaments symptomatiques en fin de vie.

1.3.Soigner avec les autres

Une équipe n'est pas seulement une structure hiérarchisée, c'est surtout une complémentarité de professionnels et de bénévoles.
Vivre en équipe commence par communiquer simplement en se disant bonjour, en faisant exprès de se voir, et bien entendu en se passant des transmissions.
Il ne s'agit pas de mépriser ceux qui ont moins de pouvoir ou moins de savoir que soi-même. Si l'on se croit le meilleur, on ne peut vivre en équipe.

2.Les 5 items des soins palliatifs

2.1.La fin de vie

Le malade en fin de vie conserve 14 besoins fondamentaux définis selon la classification de Virginia Anderson(21).

*Bien respirer nécessite tout d'abord une chambre non polluée, régulièrement aérée. En cas de dyspnée, selon l'étiologie, on peut proposer un faible débit d'oxygène, des aspirations les moins traumatisantes possible, un peu de kinésithérapie respiratoire ainsi que certaines médications pour améliorer le confort du patient.

*Boire et manger sont souvent difficiles pour celui qui n'a plus faim ni soif, et présente parfois des troubles de la déglutition .

Après lui avoir présenté , souvent et par petites quantités, des aliments susceptibles de lui apporter du plaisir(crèmes, desserts, compotes...), tout régime étant aboli, ne faut-il pas savoir respecter le refus du malade de s'alimenter et résister à la tentation de lui poser une sonde gastrique, rassurante pour les soignants, parfois gênante pour le patient, souvent barrière entre ce dernier et l'entourage.

Des boissons diverses aromatisées selon ses goûts, offertes à l'aide de paille, verre à bec, ou des préparations solides d'eau gélifiée peuvent être suffisantes pour étancher la soif, sensation rare chez le sujet âgé et dont les nuisances(sécheresse de la bouche, fétidité de l'haleine) sont apaisées par des pulvérisations aqueuses dans la cavité buccale et des soins de bouche réguliers et pluriquotidiens.

Noter régulièrement les apports alimentaires et hydriques sur une feuille de surveillance facilitera la relation entre soignants.

Lorsque les apports oraux entraînent un inconfort pour le malade, une hydratation parentérale peut être proposée.

*L'élimination des urines se fera aussi naturellement que possible. En cas d'incontinence, des protections à usage unique seront renouvelées souvent.

Exceptionnellement, pour des indications médico-chirurgicales très précises, une sonde urinaire sera mise en place et enlevée dès qu'elle ne sera plus indispensable.

L'élimination des selles sera facilitée par l'adjonction de laxatifs doux chaque fois que seront prescrites certaines médications(morphine, codéïne...).

*Les difficultés du patient à se mouvoir seul, responsables de contractures diffuses, de souffrance et d'inconfort, exprimées ou suspectées, seront prévenues par des massages doux et relaxants, faits par les kinésithérapeutes et tous les soignants, par des mobilisations délicates et fréquentes, éventuellement par des bains. Les attitudes vicieuses seront compensées par des coussins moelleux, au contact agréable, disposés dans un lit propre.

*La température du corps sera normalisée, en outre, par le maintien d'une température ambiante adaptée :

en cas d'hyperthermie par une vessie de glace, un linge humide, un apport hydrique suffisant et des anti-pyrétiques.

En cas d'hypothermie par des couvertures chaudes ou de survie, et éventuellement par des bouillottes, bien protégées pour éviter les brûlures.

*Le besoin de repos et de sommeil sera assuré par le maintien d'un environnement calme et serein, par une attention vigilante et respectueuse, surtout à la tombée de la nuit(moment propice à la montée de l'angoisse) si besoin par des anxiolytiques et des somnifères.

*Le besoin de propreté sera une préoccupation constante de l'entourage : la toilette faite avec beaucoup de douceur, respectant la pudeur du malade, de préférence par une personne entretenant avec lui une relation privilégiée, lui assurera le bien-être de son corps, favorisera son repos, réhabilitera son image corporelle, essentielle pour lui et sa famille, gratifiante pour le prestateur de ce soin. Massages et frictions des points d'appui préviendront les escarres. Ils seront renouvelés lors des changements de position du patient.

*Le patient sera vêtu de vêtements pratiques, confortables, personnels et de son choix.

*Tout danger sera épargné du patient, souvent fatigué et vulnérable afin de lui préserver une intégrité physique et psychique maximale.

*Tout sera fait pour que le mourant puisse communiquer avec ses proches, ses voisins de chambre, les soignants, les représentants du culte.
La communication avec un malade qui ne peut plus parler reste possible par le regard, les gestes, les caresses. Quel que soit son mode d'expression, une relation sera maintenue jusqu'à la fin.
Des patients préfèrent ne pas parler : leur silence, plus riche que tous les dialogues, sera respecté.

*Une écoute attentive du patient et de sa famille, pendant un séjour institutionnel souvent long, peut permettre aux soignants d'accompagner ce malade jusqu'à la mort en respectant son identité culturelle et religieuse.
Certains patients éprouvent un sentiment de culpabilité responsable d'une douleur spirituelle et d'une angoisse profonde. Par ailleurs, chez une même personne, il peut arriver que la spiritualité évolue en fin de vie, créant des besoins qui n'existaient pas auparavant : des représentants du culte, connaissant bien l'institution, peuvent aider les patients et leur famille.

*Pour aider le patient à s'occuper en vue de se réaliser, et lui épargner la souffrance due à un sentiment d'impuissance, il faut lui proposer de participer, dans la mesure de ses moyens physiques et psychiques, aux actes de la vie quotidienne(toilette, habillage, repas...) et aux décisions familiales, le plus longtemps possible.

*En essayant de savoir ce qui peut donner du plaisir au patient qui va mourir(écouter la lecture de livres favoris, d'un concerto, d'une chanson, boire un peu de champagne ou de vin, fumer une cigarette...), on lui offre des possibilités de choix et peut-être de moindre souffrance.

*Apprendre au patient qui veut savoir ce qu'il est en train de vivre, ce qui peut lui arriver, les diverses aides qui pourront lui être proposées, en discernant ce qu'il veut réellement savoir, lui éviter de vivre dans l'ignorance qui engendre l'angoisse et l'isole de son entourage familial et soignant.

Cette approche, par les soignants de la personne âgée mourant en institution présente 2 avantages :
-celui de prendre en compte tous les besoins du malade, sans privilégier le corps biologique aux dépens du corps culturel et social.
-et celui d'imposer une réflexion sur la spécificité du soin gériatrique (responsabilité globale, importance du travail relationnel, définition d'une éthique devant la mort, etc…)

Si l'on reprend ces 14 besoins fondamentaux point par point, on se rend compte que l'on peut tout à fait les aborder à domicile.

2.2.La méthode palliative

Prévenir et soulager la souffrance de la personne âgée qui va mourir est une préoccupation constante en milieu gériatrique. Elle nécessite une connaissance certaine des phénomènes douloureux et des diverses thérapeutiques antalgiques ainsi qu'une présence attentive de l'entourage(soignants, famille, voisins de chambre parfois...).
En plus des 14 besoins fondamentaux, on va s'efforcer à lutter contre la douleur.

2.2.1.La lutte contre la douleur

L'International Association for the Study of Pain(IASP) définit la douleur comme une " expérience sensorielle et émotionnelle désagréable associée à un dommage tissulaire réel ou potentiel ou décrit comme tel " : c'est donc un phénomène polymorphe qu'il convient d'analyser minutieusement. Plusieurs étiologies sont souvent associées, qu'il faudra retrouver. Le ou les mécanismes générateurs(excès de nociception, désafférentation, origine psychogène) seront recherchés, de même que les causes déclenchantes(mobilisation, pansements...), les réactions émotionnelles profondes susceptibles d'amplifier le vécu douloureux et les facteurs environnementaux(familiaux, socio-culturels) responsables d'expression différentes de la douleur. Chaque jour, l'intensité de la douleur, ses conséquences comportementales(anorexie, angoisse, dépression, attitudes vicieuses, isolement...) seront appréciées, ainsi que l'efficacité des thérapeutiques proposées. Lorsque l'état du patient(agonie, démence, aphasie...)ne permet plus la communication orale, l'évaluation de la douleur reposera sur d'autres critères : agitation, repli, grimaces, gémissements, régression de ces signes cliniques sous antalgiques...

La complexité des phénomènes douloureux explique la nécessité d'associer parfois diverses thérapeutiques pour l'obtention d'une antalgie satisfaisante : médicaments antalgiques, kinésithérapie, psychothérapie...

*3 types de douleur (22):
        -par excès de nociception : ce sont les plus fréquentes en cancérologie, elles sont accessibles à la succession des antalgiques périphériques et centraux, suivant l'échelle des paliers d l'OMS. Elles sont localisées dans une région viscérale ou tissulaire bien définie, souvent constantes, avec des variations d'intensité. Elles sont à type d'étau, de pesanteur et n'occupent en général pas de topographie neurologique radiculaire.
" Le message nociceptif résulte de la mise en jeu de terminaisons libres amyéliniques constituant des arborescences plexiformes dans les tissus cutanés, musculaires et dans la paroi des viscères "(J.-M ; Besson, 1988)
Ces lésions concernent donc des organes dont l'innervation ou la liaison aux centres médullaires reste intacte : le message douloureux reste donc soumis au système naturel de régulation et d'inhibition fonctionnelle.
Exemple :compression de viscères, métastases osseuses, destruction tissulaire, hypertension intracrânienne...

-douleurs neurogènes : ici la douleur ne dépend pas directement ou uniquement de la lésion tissulaire, mais elle est liée ou aggravée par une lésion du trajet nerveux ou d'une zone correspondante du système nerveux central. L'inhibition fonctionnelle normale est donc altérée.

On retrouve un facteur étiologique, iatrogène ou tumoral.

Cliniquement, on a un fond douloureux avec des paroxysmes. Ce sont des dysesthésies ou des douleurs fulgurantes, en éclair, en coup de poignard.

Exemple : sciatique hyperalgique, douleur fantôme d'une zone amputée, cruralgie par compression pelvienne.

-douleurs psychogènes :elles sont directement dépendantes du psychisme et ne sont pas toujours faciles à reconnaître. Il s'agit souvent d'un diagnostic d'élimination.

De toute façon, les facteurs psychologiques sont évidents dans toute la régulation du message douloureux, puisqu'ils peuvent à eux seuls modifier de manière significative la perception douloureuse.

Il ne faut donc pas les négliger.

*Les médicaments antalgiques :

-les antalgiques dits périphériques correspondent au niveau I de l'OMS et sont représentés par l'acide acétyl salicylique, le paracétamol, la noramidopyrine, les fénines et les anti-inflammatoires non stéroïdiens.

-les antalgiques dits centraux correspondent aux niveaux II et III de l'OMS et sont représentés par les opiacés : les opiacés faibles(codéine, dextropropoxyphène), les agonistes partiels(buprénorphine) ou agonistes-antagonistes(pentazocine, nalbuphine), et les agonistes purs(morphine et dérivés).

*Traitement des douleurs physiques :

Selon les principes de Mount :

       -traiter la cause

       -prévenir la réapparition

       -éliminer le souvenir

       -conserver l'autonomie

       -conserver vigilance et fonctions intellectuelles

-préférer la voie orale

Selon les principes de Regnard et Davies :

    -ne pas attendre : observer et anticiper

    -rechercher les causes précises

    -se fixer des objectifs réalistes

    -prévoir des réévaluations fréquentes

    -être en empathie

Ces principes sont synthétisés avec le schéma de l'OMS qui permet de structurer la montée en puissance des antalgiques si la douleur s'aggrave.

Cette échelle n'est pas exhaustive de toutes les stratégies thérapeutiques, mais permet une attitude logique.

Classification des antalgiques tenant compte des 3 niveaux de l'OMS
(utilisable pour les douleurs de nociception)

```
                                          SI LA DOULEUR PERSISTE
                                                  III
                                            Opioïdes forts

                          SI LA DOULEUR |                                    |
                              PERSISTE  |                                    |
                                  II    |                                    |
                          Opioïdes faibles |                                 |
                          _____  |                                   |
  SI LA DOULEUR            |             |                                    |
     PERSISTE              |             |                                    |
         I                 |             |                                    |
Antalgiques périphériques  |             |                                    |
_____ |             |_____|
```

Mais ce schéma n'est pas suffisant pour favoriser les prescriptions : les blocages dans nos têtes sont plus profonds et réclament d'autres pédagogies formatives.

Cette échelle ne concerne que les antalgiques, et doit être utilisée en constante adaptation à la clinique et à l'étiologie, en particulier en se servant de toute la panoplie des co-analgésiques.

A noter que le pouvoir antalgique de chaque étape correspond en continuité au pouvoir antalgique des étapes adjacentes. Ainsi les doses maximales de l'étape I correspondent déjà à un pouvoir antalgique de début d'étape II, de même entre les étapes II et III. Autrement dit, un malade qui prend 6 dextropropoxyphène-paracétamol par jour pour une douleur de nociception prend déjà l'équivalent antalgique approximatif de 20 mg matin et soir de morphinique oral. Si la douleur persiste et que l'on passe de l'étape II à l'étape III, dans ces conditions, il faudra commencer par 30 mg matin et soir de morphinique oral à forme retard, sinon on diminue le pouvoir antalgique contrairement aux apparences symboliques que pourrait supposer le passage à la morphine !(22)

Notons qu'il existe toujours des résistances à la prescription antalgique.

Le premier blocage, c'est notre résistance à nous remettre en question sur nos certitudes de soignants.

De nombreux médecins- hospitaliers et généralistes- ont toujours aussi peur de prescrire des morphiniques dans les douleurs cancéreuses chroniques.

A peine 1 malade sur 3, atteint de douleurs cancéreuses, se dit bien calmé, mais 8 médecins sur 10 pensent que les traitements sont bien faits(23). Or, tous ces médecins se donnent le plus souvent avec passion et intelligence au service de leurs malades.

    -formation initiale : n'oublions pas que notre formation a été dans la plupart des cas inadaptée : peur des morphiniques, inflation d'une médecine déshumanisée technico-scientifique, difficultés à affronter les tensions psychologiques, mort de l'Autre vécue comme un échec médical, peu d'apprentissage du travail d'équipe...

Sommes-nous si certain de savoir écouter les malades et les familles, de savoir nous engager dans ces relations intenses ?

Prenons-nous vraiment le temps de laisser émerger angoisse, peur et besoin de sécurisation ?

    -difficulté d'annonce de la mauvaise nouvelle :

Nous sommes tous confrontés à des tournants évolutifs de la maladie cancéreuse où nos décisions impliquent l'annonce d'éléments négatifs et le partage avec le malade d'un minimum de vérité.

Quelle que soit l'étendue de notre savoir, les progrès de la médecine, les inventions de notre temps, le déni de nombreux soignants, nous avons un deuil à faire : nous ne guérirons pas tous les malades. Cette évidence est pourtant étrangement absente de bien des discours.

Tout soignant, et particulièrement le médecin généraliste, même s'il ne se considère pas comme un décideur ou un référent cancérologique, est amené régulièrement à dire de mauvaises nouvelles, et s'en trouve inquiet, mal à l'aise, voire culpabilisé.

Annoncer une mauvaise nouvelle n'est pas un rôle facile ou gratifiant. Et même si la nouvelle est bien annoncée, on risque fort de rester celui par qui la tristesse est arrivée, celui qui peut devenir le bouc-émissaire de la révolte et du refus.

Le malade est pourtant le premier concerné par son évolution, par les risques de sa maladie. N'oublions pas que de lui cacher presque tout et faire miroiter des espoirs disproportionnés le prive de sa liberté au profit d'une appropriation radicale par le patient.

En l'obligeant à n'entendre qu'une version souvent édulcorée des faits, nous le privons de sa liberté d'être maître de sa réalité. Nous le privons aussi du droit de poser librement des questions pour en savoir plus ou, au contraire, de nous faire comprendre qu'il ne veut pas en entendre plus...

L'expérience du suivi et de l'accompagnement de nombreux malades atteints de cancer, nous permet de témoigner ici que les mensonges massifs- surtout s'ils n'ont pas été demandés par le malade- sont toujours dramatiques à récupérer lors de l'aggravation de la maladie.

C'est dans ces cas que l'on observe des pertes d'espoir totales. Elles sont en effet encore plus fréquentes lorsque le malade n'a eu aucune occasion préalable de cheminer, parce que les médecins se sont arrogé le droit de l'emberlificoter dans des stratégies vite indéfendables.

Et puis ces mensonges sont un frein évident au bon contrôle des symptômes ! Car comment justifier la morphine auprès d'un patient à qui l'on répète que tout va bien, ou qu'il est guéri ? Comment justifier de nombreux traitements symptomatiques dont la signification est à l'évidence différente d'une évolution favorable ?

Alors comment parler authentique, comment annoncer de mauvaises nouvelles, et pourtant ne pas plonger le malade dans le désespoir ? Il n'y a pas de recette, bien sûr, car ce sera toujours de l'ordre de l'invention et de l'adaptation, au cours d'un colloque singulier médecin-malade.

-permanence de l'espoir :

Apporter un soutien moral est une nécessité fondée sur l'authenticité de notre relation thérapeutique. Cette authenticité ne signifie pas forcément abandon ni résignation déprimée devant notre impuissance à guérir. Même si le malade n'a plus d'espoir de guérir, il peut substituer ou compléter celui-ci par de multiples autres désirs dont la richesse ne nous appartient pas.

Laissons-nous assez d'espace pour que le malade nous parle, nous guide dans ce qui lui ferait plaisir ? Pourquoi acceptons-nous si difficilement l'ambivalence devant la fin de la vie ? Bien des malades alternent résignation, espoir, demande de thérapeutiques inutiles, désespérance. Il faut savoir écouter et composer avec cette demande si radicale, car elle met " l'angoisse de mort dans la parole "(22).

Ne soyons pas trop dogmatiques ! Poser une perfusion en fin de vie n'est pas toxique si son but est clairement établi et qu'elle ne sert pas à tricher dans la relation. Les familles s'en trouveront souvent bien aidées et déculpabilisées, même si nous leur expliquons bien que la vie n'en sera pas plus prolongée. Nous avons tous besoin de nous raccrocher à des espoirs, le malade et sa famille aussi.

Toute la difficulté est de ne pas se laisser déborder par des espoirs qui justifieraient des gestes agressifs inutiles.

Poser une perfusion peut soulager l'angoisse, y ajouter des vitamines et surveiller la diurèse- ce qui n'a plus aucune importance le plus souvent- devient plus discutable.

Mais attention, ne nous approprions pas- sous une autre forme- la vie de ce malade : c'est à lui de nous guider, par son déni ou ses questions vers ce qui lui sera le moins dur ou le plus enrichissant à vivre jusqu'au bout de son sens.

Le soignant est donc confronté à une relation intense : l'angoisse est présente, les questions difficiles.

Notre médecine moderne a inventé les termes de curatif et palliatif. Or nous sommes toujours en soin continu, dans une linéarité de cheminement avec le malade, quelles que soient sa maladie et l'évolutivité de celle-ci.

En tout cas, les soins dits palliatifs ne sont sûrement pas une école du désespoir, de l'agonie offerte à un quelconque dogme de bonne mort dont nous serions maîtres. Les soins palliatifs nous obligent à une radicale remise en question de nous-même.

-comment annoncer le traitement morphinique :

La morphine véhicule la fin, la mort, l'abandon, le désespoir ainsi que le plaisir. Les patients qui ont connu les guerres mondiales savent bien que c'était le produit des derniers instants, ou appliqué à ceux qui étaient trop mal en point pour être transportés.

D'ailleurs, dès que le produit a été utilisé comme antalgique, il y a eu confusion entre son pouvoir antalgique et le symbolisme de la mort.

Actuellement, morphine doit essentiellement signifier pour les soignants antalgie, y compris à distance de la fin de la vie.

Toute prescription de morphine nécessite des explications adaptées sur la signification du médicament et les objectifs du traitement. Sinon le malade aura peur, sa famille encore plus.

Ces explications seront détaillées, redites plusieurs fois, car le déni et les résistances rendront nécessaires cette répétition de nos convictions.

Parler de morphine exige une relation la plus vraie possible, où le patient sent que nous ne nous dérobons pas devant les questions difficiles ?

Surtout, malade et famille vont sentir confusément notre propre peur du médicament. C'est à dire qu'un médecin qui a peur, au fond de lui, du sulfate de morphine, communiquera son angoisse à tous sans même s'en rendre compte !

Si nous prescrivons sereinement, avec des explications claires, une partie des craintes morphiniques s'apaisera.

De solides motivations confraternelles sont nécessaires pour, coûte que coûte, renouer le dialogue avec le confrère, le cancérologue ou le spécialiste d'organe, et lui expliquer que la morphine n'est pas dangereuse si on la donne à dose adaptée, lui faire sentir que nous sommes ensemble au service d'une même cause : le confort et l'espoir du malade.

Nous réagissons comme si la prescription morphinique était dangereuse ou suspecte, et dans le même temps, nous avons tendance à penser que le malade exagère sa douleur. Voilà bien le tabou morphinique : il commence par notre méfiance devant un symptôme bruyant, alors que nous développons par ailleurs des trésors de délicatesse pour équilibrer une tension ou une glycémie bien silencieuse...

Mais la douleur est d'une autre portée symbolique.

Elle nous renvoie à la souffrance, à la mort, à l'échec de la médecine dans le déni duquel nous avons tous été formés.

Prescrire des antalgiques réclame du temps, le temps de regarder le malade, de l'écouter, de le laisser s'exprimer.

Ce n'est qu'à ce prix que les douleurs physiques, si souvent globales dans leur intrication avec la souffrance morale, seront prises en compte et soulagées de manière durable par les soignants.

*Les médicaments co-analgésiques :

Sans posséder d'action antalgique par eux-mêmes, ils renforcent l'action des antalgiques lorsqu'ils leur sont associés, ou ils participent indirectement à l'analgésie(par exemple le traitement antibiotique atténuant les douleurs liées à une surinfection).Ces médicaments sont essentiellement représentés par :

-les psychotropes : anti épileptiques, benzodiazépines, anti histaminiques, antidépresseurs tricycliques

-les gluco-corticoïdes

-les AINS

-les anti-ostéoclastiques hypocalcémiants

-la calcitonine

-les antibiotiques

-la chimiothérapie

-la radiothérapie

2.2.2 : la lutte contre les autres symptômes

Ces autres symptômes sont les troubles respiratoires, digestifs, cutanés, neuro psychiatriques, urinaires, ainsi que d'autres signes plus généraux(nutrition, hydratation, fièvre, transpiration, odeurs désagréables…).

Toute une pharmacopée est à notre disposition pour lutter contre ces symptômes. La plupart de ces moyens sont utilisables à domicile.

2.3: la multidisciplinarité

Ce concept paraît évident à l'hôpital où tous les soignants sont sur place. En médecine libérale, la multidisciplinarité existe aussi. Elle est même fondamentale à la bonne pratique des soins palliatifs. Les différents intervenants sont les suivants :

-le médecin traitant qui aura le rôle de coordinateur

-les infirmières libérales qui assurent la bonne observance des soins prescrits par des visites quotidiennes.

-l'aide soignante

-l'aide ménagère

-l'assistante sociale permet de libérer la famille et le malade de tous les soucis de prise en charge.

-le kinésithérapeute

-les médecins spécialistes

-le pharmacien fournit non seulement les médicaments mais aussi le matériel lourd médical

-les amis et voisins peuvent être d'un grand recours et constituent le groupe primaire de support aux familles.

-l'agent pastoral

-les pompes funèbres qui savent très bien guider la famille lors du décès.

Le but du travail d'équipe est de mieux comprendre le malade et sa famille en tenant compte des différents avis. Cela permet de démultiplier les compétences et d'augmenter l'efficacité : les différents intervenants sont autant de sources d'évaluation permettant de cerner le plus clairement possible les problèmes et, bien sûr, d'y apporter des solutions.

De plus, l'équipe aide chacun par son climat de non jugement. Chacun peut parler de ses problèmes et de ses émotions. Dans une équipe, chacun apporte un mode différent de prise en charge du stress : humour, foi, déni...

En milieu rural, l'équipe est naturellement constituée, les membres se connaissent. Ils se rencontrent au domicile du patient, au cabinet du médecin. Ils communiquent beaucoup par téléphone ou par l'intermédiaire d'un dossier manuscrit laissé au domicile du patient.

Cette multidisciplinarité est fondamentale surtout pour le médecin. En effet, son implication dans le suivi d'un malade en fin de vie demande une grande disponibilité :

-les visites sont fréquentes et de longue durée

-les communications téléphoniques sont également longues et pluriquotidiennes que ce soit avec le malade, sa famille, mais aussi avec l'infirmière, le médecin hospitalier, pour régler un problème médico-social...

Le tout s'ajoute à une journée de consultations et visites avec d'autres urgences possibles.

Il faut garder malgré tout l'esprit libre pour le malade mourant, et pour les autres.

Ainsi les médecins qui ont souvent l'habitude d'agir seuls, devraient changer les mentalités, donner l'esprit des soins palliatifs et travailler en équipe .

Le médecin doit provoquer les rencontres avec les autres membres de l'équipe et demander leur avis. Par exemple on peut discuter ensemble d'un problème éthique (discuter de l'intérêt de poursuivre une chimiothérapie…) La responsabilité de la décision sera alors répartie sur l'équipe et non sur une seule personne. Chacun apporte ses compétences.

Il ne s'agit pas d'une dilution des responsabilités. Le médecin assume de toute façon une grande part dans la décision.

En conclusion le médecin doit VOULOIR travailler en équipe coordonnée.

Le médecin soutient l'équipe, et l'équipe soutient le médecin.

Relations domicile-hôpital : les soins à domicile commencent à l'hôpital, et réciproquement.

S'ils dépendent avant tout de la compétence des généralistes, les soins à domicile sont aussi tributaires de ce qui se dit et se fait à l'hôpital.

Le fonctionnement triangulaire médecin généraliste- médecin hospitalier- malade a toujours tendance à générer un rôle de bouc émissaire ! Mais soyons vigilants : ce n'est pas toujours l'hospitalier qui fait une médecine déshumanisée et trop technique, nous sommes tout aussi responsables des conditions relationnelles et thérapeutiques. En effet, le généraliste est souvent en position d'initialiser un transfert lors de la découverte de la maladie, lors des premières explications qui sont capitales.

Par exemple, que disons-nous lors de la découverte de la tumeur ? Contactons-nous toujours l'hospitalier pour savoir ce qu'il a dit ou va dire au malade ? Informons-nous toujours l'hospitalier de ce que nous avons commencé à dire au malade ?

C'est bien dès la première consultation, dès l'annonce du diagnostic que le médecin généraliste peut trouver sa place, enclencher la confiance, initier une dynamique de suivi où il ne sera pas forcément délaissé ou exclu.

Lors de la fin de vie, des questions éthiques incontournables, la relation intense avec le malade et son entourage, les choix thérapeutiques souvent difficiles rendent encore plus criantes les conséquences d'une mauvaise coordination ou de mauvaises relations entre les libéraux et les hospitaliers.

Les médecins hospitaliers sont dans une institution, au service d'un idéal soigna,nt où les imbrications sociales rejoignent des idéaux sur la santé qui circulent au sein de la société.

On ne peut travailler dans une institution comme on travaille en libéral. Mais en miroir le soignant libéral n'est pas aussi libéral qu'il pourrait le croire, car il est aussi rouage d'un système qui est signifiant par lui-même d'un idéal de soins de santé. La cristallisation des conflits est facile : l'angoisse existentielle est à la fois transformée et transportée dans la lutte thérapeutique ; c'est toujours l'autre soignant qui sera responsable si cela ne marche pas, si le malade souffre, si des tensions éthiques apparaissent.

L'institution est perçue comme le garant du savoir, le dépositaire d'un ordre spécifique dont le pouvoir est suprême ; il n'est donc pas étonnant que bon nombre de médecins hospitaliers à plein temps soient conditionnés par cette maîtrise...Mais le vrai débat concernant l'équipe soignante se place aussi sur un autre registre : c'est de relation qu'il s'agit, de respect de l'autre, et il n'y a plus alors de hiérarchie du savoir qui compte.

Il n'est pas toujours nécessaire de batailler contre le pouvoir hospitalo-universitaire en terme de concurrence sur les décisions- en particulier techniques- concernant le malade (quoique cela soit souvent utile pour le malade afin de lui éviter des persévérations technologiques inappropriées, le médecin généraliste pouvant parfaitement avoir la compétence pour cette confrontation.)

Il faut savoir se placer aussi à un niveau où l'on ne se sent pas en danger de par le savoir de l'autre soignant, mais en complémentarité d'actions et de position référentielle.

Il ne serait pas logique de demander à un cancérologue chevronné de renoncer constamment à son pouvoir de guérir, car ce savoir entraîne l'espoir et l'adhésion des malades : nous avons besoin aussi de ce type d'adhésion et de fonctionnement pour la dynamique des soins.

Mais en raison de cette complémentarité, et quels que soient l'investissement technologique et la spirale inflationniste de la technique employée, nous sommes en droit d'attendre de tout médecin, comme de tout soignant, une attention, un geste d'humanité, un mot de condoléances à la famille de ce malade qu'il a suivi si longtemps en consultation.

Il ne faut en aucun cas parler de rivalité entre les soignants à domicile et les soignants hospitaliers. Nous avons un but commun, nous sommes solidaires au service d'une même cause, même si les moyens employés varient.

2.4 :la place des familles

La famille est le principal collaborateur du médecin. Elle est présente 24h/24, elle surveille l'évolution du malade, réalise une bonne part du traitement.

L'inquiétude par rapport au traitement est une préoccupation majeure de la famille, d'où l'importance d'explications claires de la part du médecin, afin de préparer la famille au rôle de soignant.

Ainsi, au Saint Joseph's Hospital de Londres, on prépare le retour à domicile en faisant suivre aux membres de la famille des mini-stages de formation pour apprendre à surveiller les perfusions, les traitements, leurs effets secondaires, réaliser des injections sous-cutanées...

Ce rôle d'enseignement est réalisé à domicile par médecins et infirmières.

Il faut cependant accepter que certaines familles ne soient pas à la hauteur de ce qu'on leur demande et préfèrent se délester sur les autres soignants.

La famille n'est pas uniquement un partenaire. C'est aussi, et on le comprend facilement, un bénéficiaire de soins. La foule de problèmes rencontrés, psycho-affectifs et psycho-sociaux fait que la famille nécessite des aides multiples, depuis l'annonce du pronostic et jusqu'après la mort.

L'altération plus ou moins brutale de l'état général du malade oblige sa famille à prendre en charge des rôles qui ne lui incombaient pas auparavant(tenir la maison, gérer les finances...)

De plus, le malade va devenir dépendant. Son entourage constitue un vrai miroir qui lui renvoie une image plus ou moins inquiétante. Les proches doivent réorganiser toute leur vie en fonction de cette dépendance.

Ainsi, la famille peut être dépassée, n'ayant pas le temps de s'adapter à cette altération trop brutale de l'état général. Elle a alors besoin plus que jamais de tout le soutien des soignants.

Il faut faciliter le plus possible la communication malade-famille, inciter la famille à exprimer ses peurs, légitimer le sentiment d'incapacité pour qu'elle accepte de l'aide.

Les soignants accompagnent la famille dans la transition vers le " déclin graduel " :

-D'abord, une période intermédiaire, notion de fin, permettant de faire face et de porter le fardeau.

-Puis, une période de chaos, incertitude, attente, confusion : il s'agit de vivre dans la perspective de la mort.

-Puis, voilà un nouveau départ : la famille apprend à vivre au jour le jour, en se préparant à la mort.

L'accompagnement des familles continue après le décès. Même si toutes ne consultent pas leur médecin après le décès, il est évident qu'elles ont besoin de parler des problèmes vécus afin de surmonter cette période de deuil.

2.5 :intrication curatif/palliatif : le soin continu

La manière de considérer les soins palliatifs évolue puisqu'ils ne sont plus considérés uniquement comme les soins terminaux, la Société Française d'Accompagnement et de Soins Palliatifs a officialisé cette évolution.

Trop souvent pour bien des soignants, une cassure symbolique se crée dans l'investissement des soignants auprès du malade lorsque les soins dits curatifs sont arrêtés : les soins dits palliatifs semblent alors dérisoires, indignes ou dépourvus de justification. Le malade reste un objet de soin, n'ayant de sens que par la guérison de sa maladie.

Où est le sens de sa vie, si celui-ci risque de dépendre de traitements complexes qui, souvent, lui sont imposés comme seul recours, et surtout sans consentement véritablement éclairé ?

Cicely Saunders(24), lors de la création du Saint Christopher Hospice, a souligné que le soin palliatif était, en fait, intriqué avec le soin curatif, dans une continuité de soin qui se poursuivrait, auprès de la famille et des soignants, avec le travail de deuil. Les soignants n'abandonnent pas le malade puisqu'une relation d'aide et une thérapie adaptée se poursuivent.

Ainsi, dans le cas des cancers de bon pronostic, la stratégie dite curative prime tout d'abord ; mais notons que celle-ci doit, tout autant, être respectueuse du confort, du contrôle de la douleur, des symptômes engendrés par les traitements de la maladie. La guérison obtenue maintient le malade dans une continuité de surveillance où tous les soignants ont leur place, y compris les soignants à domicile.

Toutes les ressources de la médecine moderne devront être utilisées, si la maladie récidive, pour la prise en compte de la qualité de vie et de l'attention aux symptômes .

Les soins palliatifs sont donc bien intriqués avec les soins curatifs.
En fin de vie , les caractéristiques propres des soins réellement terminaux viennent modifier encore les comportements de tous, soignants et soignés.
Pour les cancers de mauvais pronostic, métastasés d'emblée, ou pour les malades atteints du SIDA, même si nous devons toujours soigner et soutenir l'espoir, nous prendrons aussi en compte l'inéluctable raccourcissement de la quantité de vie.
Bien des malades préfèrent améliorer la qualité de leurs derniers instants quitte à raccourcir ceux-ci. L'angoisse de la mort fait que l'espace laissé au malade est de la plus haute importance : les soins palliatifs commencent dès la première consultation au moins dans la tête du soignant. La permanence de l'espoir sera un défi permanent pour le soignant.

La frontière entre le palliatif et le curatif est mouvante, car il s'agit en fait d'une approche globale du malade où ces deux états d'esprit sont intriqués. Ce qui lie de manière indissociable ces deux approches, est le caractère potentiellement mortel de la maladie.

3.Organisation actuelle des soins palliatifs :

3.1 :en établissement de santé :

- C'est une pratique qui concerne tous les services, ce qui implique une organisation interne (formation, projet de service, soutien des soignants). Elle nécessite des aides extérieures pour faciliter le travail des soignants.

- Un dispositif spécifique doit également être développé , il comporte :

-les lits identifiés « soins palliatifs », situés en dehors des unités de soins palliatifs. Ils représentent, au sein des services ayant une activité en soins palliatifs importante, une organisation qui doit permettre d'optimiser la réponse à une demande spécifique et croissante.

-les équipes mobiles de soins palliatifs (EMSP),interdisciplinaire et pluriprofessionnelle, elle se déplace au lit du malade et /ou auprès des soignants, à la demande des professionnels de l'établissement de santé. Elles exercent une activité transversale au sein de l'établissement de santé. Elles ont un rôle de conseil et de soutien auprès des équipes soignantes et de formation, mais ne pratiquent pas d'actes de soin.

-les unités de soins palliatifs : ses lits sont totalement dédiés à la pratique des soins palliatifs et de l'accompagnement.

Chaque région doit comporter au moins une USP qui constitue une référence.

3.2 :à domicile

- l'équipe à domicile
- l'hospitalisation à domicile
- l'évolution actuelle de l'organisation des soins palliatifs à domicile en France: les réseaux de soins palliatifs

4.Le développement des réseaux

La circulaire du 19 février 2002(25) a pour objet de définir les principes d'organisation des soins palliatifs et de fournir aux acteurs des éléments de définition des différents types de prise en charge, à domicile et en établissement de santé. Les modalités de mise en œuvre par les ARH (Agence Régionale de l'Hospitalisation) sont ensuite précisées.

Deux ans après l'adoption de la loi du 9 juin 1999(26) visant à garantir l'accès aux soins palliatifs, l'état des lieux national montre les nets progrès accomplis par les soins palliatifs. Toutefois, aujourd'hui encore, la démarche palliative n'est pas assez développée à domicile, en institution et en établissements de santé. L'accès aux soins palliatifs reste encore inégal selon les régions et les départements.

Un second plan quadriennal de développement des soins palliatifs, rendu public le 22 février 2002, poursuit les objectifs suivants :

-le respect du choix des malades sur les conditions et le lieu de leur fin de vie ;

-l'adaptation et la diversification de l'offre territoriale de soins palliatifs et l'articulation entre les différents dispositifs, structures et instances concernées ;

-la promotion du bénévolat d'accompagnement par l'intermédiaire des associations.

Il s'articule autour de trois axes :

-développer les soins palliatifs et l'accompagnement à domicile ;

-poursuivre le développement des soins palliatifs et de l'accompagnement dans les établissements de santé ;

-sensibiliser et informer l'ensemble du corps social.

Les soins palliatifs doivent s'intégrer progressivement dans la pratique de tous les soignants, à domicile comme en établissement de santé. En outre, la complémentarité des soins entre le domicile et l'hôpital constitue un enjeu fondamental pour assurer la continuité et la qualité de la prise en charge. La mise en œuvre de cette complémentarité repose sur la constitution de réseaux.

Si la mise en place de réseaux doit respecter la liberté d'adhésion des professionnels, nécessitant donc une approche pragmatique et par étapes dans le temps, elle n'en constitue pas moins un objectif vers lequel il convient de tendre progressivement. Aussi, chaque département devra être doté d'un réseau de soins palliatifs, au terme du second plan.

Les réseaux de soins palliatifs, comme tous les réseaux de santé, constituent une forme organisée d'action collective apportée par des professionnels en réponse à un besoin de santé des individus ou des populations, à un moment donné, sur un territoire donné. Ils peuvent être selon les cas, locaux, départementaux ou régionaux, et prennent en compte la dimension de proximité.

Les réseaux répondent aux missions suivantes :

-   Conseils, soutien et appui des intervenants à domicile : le réseau organise un soutien des soignants qui le demandent, ponctuellement ou dans le cadre de formations, en apportant dans des situations difficiles une aide efficace à la décision et au retour et au maintien à domicile.

- Continuité des soins : elle doit être assurée 24h/24 par le réseau grâce notamment à une coordination entre les structures qui la composent. Elle permet de pourvoir au remplacement des acteurs de l'équipe à domicile en cas d'absence. En cas de difficulté pour assurer la permanence et la continuité des soins, le recours à l'hospitalisation peut être retenu avec l'accord de la personne malade ou de son entourage.

- Coordination : le réseau doit mettre en place une coordination entre l'ensemble des intervenants, y compris les bénévoles, et structures de santé qui prennent en charge les personnes en fin de vie. Cette mission peut prendre la forme d'une équipe de coordination qui crée notamment les liens entre le domicile et l'hôpital.

- Formation continue des acteurs et des équipes : le réseau doit proposer un système de formation continue à tous les acteurs potentiels du réseau. Trois types de formations peuvent être développées : formation multidisciplinaire à l'apprentissage du travail en réseau, formation aux soins palliatifs avec discussion de cas cliniques et réflexions sur l'analyse des pratiques, et formation-action et soutien des soignants qui permet d'établir un lien direct avec les soignants.

- Communication et système d'information : le réseau doit proposer un système d'information facilitant la communication entre les acteurs impliqués dans la prise en charge du patient qui passe par :des cahiers de liaison, des échelles d'évaluation des symptômes si possibles communs et qui suivront la personne malade sur toute sa trajectoire, un système de permanence téléphonique pour urgences et conseils, et enfin un réseau de communication permettant la transmission de dossiers et facilitant conseil, information et formation.

- Evaluation : le réseau a enfin la mission de mettre en place sa propre évaluation pour vérifier si les objectifs du réseau sont atteints, si les procédures utilisées pour atteindre ces objectifs sont les plus adaptées. La finalité de l'évaluation est de permettre l'adaptabilité du réseau, son évolutivité. Dans la mesure du possible, le cahier des charges et les indicateurs permettant l'évaluation seront déterminées en accord entre les acteurs de soins, les représentants des usagers de la santé et les représentants de l'ARH et l'URCAM(Unions Régionales des Caisses d'Assurance Maladie). Une évaluation externe, sera mise en place dès lors qu'un financement lui sera consacré.

La circulaire du 19 décembre 2002(27) précise les modalités de mise en œuvre des réseaux.

-La structuration générale des réseaux et la coordination : organisés autour du patient, les réseaux en assurent une prise en charge sanitaire et médico-sociale globale et continue, qui associe la ville et l'hôpital.

Les réseaux sont organisés et formalisés. Des documents contractuels sont indispensables à leur formalisation :

-document d'information à destination des patients, signé par le patient, sa famille ou son entourage lors d'une prise en charge personnalisée individualisée ;

-charte qualité du réseau cosignée par chacun des acteurs ;

-convention constitutive.

Les droits du patient sont garantis. Toute personne a le libre choix d'entrer ou de sortir d'un réseau. Conformément à la loi, toute personne prise en charge par un réseau de santé a droit au respect de sa vie privée et du secret des informations la concernant ; toutefois, « deux ou plusieurs professionnels peuvent, sauf opposition de la personne dûment avertie, échanger des informations relatives à une même personne prise en charge, afin d'assurer la continuité des soins ou de déterminer la meilleure prise en charge sanitaire possible »(art.3 de la loi droits des malades).

Les réseaux sont structurés : si la personnalité morale du réseau n'est pas une obligation légale, la création d'une structure juridique adaptée et librement choisie (association, groupement d'intérêt public...) permettra de donner un support à la gestion et au financement du réseau et d'apporter des garanties juridiques minimales aux financeurs. Un règlement intérieur peut venir compléter ce dispositif et préciser les modalités de fonctionnement.

La coordination constitue le fondement essentiel du réseau

-Le système d'information : un des enjeux de la coordination est la mise en œuvre d'un système d'informatisation, permettant la transmission d'informations de nature médicale et administrative entre les professionnels de santé concernant la prise en charge globale du patient, dès lors qu'il a donné son consentement et désigné les professionnels qu'il autorise à accéder à ces informations. Les modalités d'accès, d'échange, de partage et d'archivage des informations pour l'ensemble des partenaires du réseau dans le respect des règles de déontologie et de confidentialité sont précisées dans la charte du réseau. Les procédures d'accès doivent être sécurisées. Les conditions d'utilisation et d'archivage des informations nominatives relatives aux patients doivent être prévues notamment pour ce qui concerne la dissolution du réseau ou lorsqu'un professionnel ou un malade quitte le réseau.

La CNIL doit avoir donné son accord sur l'utilisation des applications. Il est recommandé que les différents systèmes d'information informatisés utilisés au sein d'un réseau soient interopérables ; l'ARH et l'URCAM favoriseront l'utilisation par les réseaux, au sein de leur région, d'une même norme d'échange.

-Qualité et évaluation : s'inscrivant dans une démarche d'amélioration de la prise en charge, les réseaux proposent à leurs membres un dispositif et une démarche qualité et s'engagent à procéder à leur évaluation.

-Financement : les réseaux de santé doivent être assurés de pouvoir poursuivre leurs missions par des financements stables, dès lors que l'ARH et l'URCAM font le constat qu'ils répondent à des besoins de santé et que leur action est utile. Ils ont possibilité d'avoir recours simultanément à des sources de financement multiples :

*financements pluriannuels sur crédits de l'assurance maladie, subventions de l'Etat et des collectivités territoriales ;

*financements conjoncturels sur le fond d'aide à la qualité des soins de ville géré par l'assurance maladie et les représentants des professionnels de santé libéraux.

III LES SOINS PALLIATIFS APPLIQUES A DOMICILE

Soigner à domicile, c'est avant tout prendre en compte au quotidien, cette intimité d'histoire et de vie familiale qui est une des richesses relationnelles fondamentales et particulières de la médecine générale(28).

N'oublions pas que parmi les nombreuses fonctions symboliques du domicile, une des plus importantes est la fonction d'enracinement, de retour à ses repères. Le malade retrouve son chez-soi où il pourra effectivement être soi, sécurisé par ses protections, ses souvenirs, son histoire. Un malade ne représente pas qu'une pathologie, c'est un sujet unique, vivant dans un cadre qui s'insère dans une histoire et un tissu social, ayant élaboré des dynamiques relationnelles à reconnaître.

Pour certains malades et leur famille, le domicile reste encore le lieu de vie le plus adapté à recevoir traitement, surveillance et soutien. Mais parfois le retour à domicile peut être une épreuve angoissante car on quitte le cocon de l'hôpital avec tout le personnel et les moyens techniques dont il dispose et qui constitue la protection symbolique de l'Institution.

Si l'on reprend les 5 items des soins palliatifs, on se rend compte que pour l'essentiel, ils sont tout à fait réalisables à domicile, avec des avantages et des inconvénients.

1.La fin de vie à domicile.

Pour plusieurs raisons on peut penser que la meilleure solution pour le malade est de finir ses jours à son domicile.

En effet on privilégie ainsi l'intégrité de ses relations avec sa famille et ses amis, ce qui peut le sécuriser.

De plus, en continuant à vivre dans son cadre habituel, on fait en sorte qu'il ne se polarise pas sur sa maladie.

Par ailleurs, son intimité est respectée tandis que les soins paraissent plus personnalisés.

Certains malades vont être poussés à une meilleure autonomie puisque moins cocoonés par une structure hospitalière.

Tout cela contribue à une meilleure qualité de vie, ce qui est une des premières choses recherchées lorsqu'on entreprend des soins palliatifs.

Pour ce qui concerne la famille, il est plus aisé de la préparer au deuil à domicile où elle est avec le malade en permanence et suit son évolution au jour le jour.

N'oublions pas que les soins palliatifs à domicile représentent un coût moins élevé, ce qui est un avantage à ne pas négliger.

Cela dit, le soin palliatif à domicile n'est pas toujours la meilleure solution, et le choix du lieu du soin terminal doit être fait après une évaluation soigneuse des différents facteurs qui interviennent :
-d'une part des facteurs liés au malade : peur de déranger la famille, désir de sécurité hospitalière...
-d'autre part liés à la famille : elle détient le rôle principal de soignant par sa présence 24 heures sur 24. C'est pourquoi on ne peut lui imposer un soin à domicile ; par contre, elle a le droit de pouvoir le choisir, et tout doit être mis en œuvre pour l'aider.

Ainsi, avant de mettre en place un système de soins à domicile, il va falloir évaluer :
-les problèmes psycho-affectifs, c'est-à-dire voir comment la famille fonctionnait en temps normal, comment elle communique, comment elle interagit avec le monde extérieur, voir son attitude collective envers la maladie et la santé.
-les ressources humaines : il est évident que si la famille se résume à un conjoint lui-même invalide, les soins à domicile sont compromis.
-vérifier l'absence de peurs injustifiées : par exemple, la famille peut penser ne pas avoir les moyens matériels de garder un proche un domicile s'il nécessite de l'oxygène, une perfusion...
-proposer les soins à domicile en montrant les aides à mettre en place.

D'autre part, il est évident que le soin à domicile en fin de vie n'est possible à imaginer que si le médecin traitant et l'équipe soignante sont eux-mêmes prêts à s'y engager.

2. *La méthode palliative à domicile*

2.1 la lutte contre la douleur

2.1.1 :les besoins médicamenteux
La lutte contre la douleur à domicile ne diffère que peu de la lutte contre la douleur en institution. Le problème réside toujours dans la hantise des morphiniques.

D'après le Dr J.M Gomas, les morphiniques, palier III de l'OMS ne peuvent être utilisés qu'après s'être assuré qu'il s'agit bien d'une douleur de nociception pour laquelle aucun traitement étiologique n'est directement et durablement efficace.

Les morphiniques ne s'emploient qu'après avoir épuisé auparavant et successivement les effets des autres antalgiques des paliers précédents utilisés en association avec tous les co analgésiques souhaitables.

La voie orale est simple, maniable, assez bien tolérée si on prend le temps d'expliquer et de surveiller le traitement.

La morphine ne doit pas être donnée à la demande, mais en respectant un horaire strict, avec des doses standardisées mais toujours personnalisées.

La prévention des effets secondaires doit être systématique, dès le premier jour du traitement. Il ne faut pas attendre qu'ils apparaissent pour commencer à s'en occuper.

La morphine n'est pas "le dernier recours"; c'est "le recours le plus puissant". Nuance!

La morphine se prescrit essentiellement à domicile sous forme de sulfate de morphine par voie orale. Il existe des formes à libération prolongée qui concilient un rythme de prise toutes les 12 heures, peu contraignant pour le malade, et une antalgie stable sur l'ensemble du nycthémère. Nous avons également à disposition des formes à libération immédiates permettant de traiter les douleurs aiguës intenses ou les pics douloureux non contrôlés se surajoutant à une douleur de fond.

La posologie initiale est de 30 mg matin et soir pour la forme à libération prolongée. Elle sera adaptée en augmentant les doses d'environ 50%, sans s'attarder plus de 24 à 48 heures sur une dose inadaptée.

Nous pouvons utiliser des gélules contenant des microgranules qui peuvent être facilement mélangés à une alimentation semi-solide ou administrés dans des sondes gastriques ou de gastrectomie, ou des comprimés.

Il existe 5 dosages différents: 10, 30, 60, 100 et 200 mg, ce dernier dosage n'étant disponible qu'à l'hôpital.

Est également très utilisée le fentanyl(29) sous forme de patch à 25, 50, 75, ou 100 mg assurant l'analgésie même en cas de vomissements.

Les effets indésirables les plus fréquents sont les nausées et les vomissements, principalement en début de traitement, la prescription d'un antiémétique peut être utile.

La constipation doit être prévenue dès le premier jour de traitement et pendant toute sa durée:

-les règles hygiéno diététiques usuelles(augmentation de l'apport hydrique, alimentation équilibrée et maintien d'une activité physique si possible) seront rappelées tout en tenant compte du contexte clinique.

-la prescription d'un laxatif par voie orale est préconisée

Une somnolence ou une confusion peuvent apparaître principalement lors de la phase initiale du traitement.

La prescription de ces produits se fait sur ordonnance sécurisée où l'on indique le nom du patient, son âge, son sexe, et si nécessaire sa taille et son poids.

La voie d'administration doit être précisée sur l'ordonnance.

Il faut inscrire en toutes lettres le nombre d'unités thérapeutiques par prise, le nombrede prise et le dosage.

La durée de prescription ne doit pas dépasser 14 à 28 jours selon les spécialités.

La signature doit être apposée immédiatement sous la dernière ligne de prescription, sans laisser d'espace, ou rendre inutilisable l'espace laissé libre entre la dernière ligne et la signature.

Ne pas oublier de faire figurer le nombre de médicaments prescrits dans le double carré situé en bas à droite de l'ordonnance.

Si la prescription initiale est insuffisante, on a la possibilité de prescrire des quantités supplémentaires à l'aide d'une ordonnance sécurisée. Une prescription étant déjà en cours, il est alors nécessaire de préciser qu'il s'agit d'une ordonnance complémentaire et de mentionner la date de l'ordonnance initiale et le nom du proscripteur initial.

Le patient dispose d'un délai de 24 heures pour se rendre à la pharmacie. Au-delà, le pharmacien décompte les unités de prise par rapport à la date de la prescription afin de ne délivrer que les quantités devant être consommées jusqu'à la date prévue par le prescripteur.

Le pharmacien remet l'original de l'ordonnance au patient et en conserve une copie pendant 3 ans(archivage alphabétique et chronologique, par médecin et non par patient).

*Place des co-analgésiques à domicile(22):

Les médicaments co-analgésiques sont des produits de nature diverse, dont l'association avec des antalgiques purs permet de renforcer cette action antalgique.

Ce sont souvent des produits qui ont une action indirecte sur le mécanisme de la douleur(inflammation, spasme, infection ...).

Les plus couramment utilisés sont les corticoïdes, les AINS, les antibiotiques, les antispasmodiques, les psychotropes.

- les corticoïdes sont très utiles, en association aux traitements conventionnels, dans le traitement des douleurs, en raison de la très grande fréquence des mécanismes inflammatoires provoqués par la maladie, ainsi que dans les tableaux dyspnéïques ou l'altération de l'état général.

Les principaux effets secondaires sont les suivants:

-complications digestives, mais l'ulcère gastro duodénal n'est pas une contreindication formelle si un traitement anti-ulcéreux est associé.

-complications cardio-vasculaires: oedème ou tendance hypertensive par rétention hydro-sodée, hypokaliémie

-complications métaboliques: pour en réduire le risque, éviter les sucres d'absorption rapide et proposer un régime hyperprotidique

-complications infectieuses

-complications neuropsychiques: excitation, troubles du sommeil.   L'existence d'un état psychotique contre indique l'utilisation des corticoïdes

-complications osseuses: l'ostéoporose ne survient qu'après une corticothérapie au long cours

Les corticoïdes existent sous forme orale ou injectable, la voie orale étant souvent plus pratique. Les doses seront diminuées progressivement à l'arrêt du traitement.

-les AINS

ils sont d'une utilité majeure dans la co-analgésie de certains mécanismes douloureux où l'inflammation est importante.

Tous les produits sont utilisables, à condition de prescrire des doses réellement efficaces.

Bien souvent, une protection gastrique doit être instaurée en raison de la fragilisation de ces malades polymédiqués.

De plus, sur des douleurs osseuses rebelles et simultanément à la radiothérapie et aux éventuelles infiltrations locales, on utilise parfois en troisième intention des antalgiques morphiniques et une association d'anti-inflammatoires(protection antiulcéreuse indispensable dans ce cas).

Cette stratégie relève de la collaboration avec un centre spécialisé et ne doit être réservée qu'à des situations symptômatiques sévères.

-les antispasmodiques et médications à visée digestive

Les antispasmodiques sont indispensables dans de nombreuses situations où le processus tumoral concerne le tractus digestif

Les douleurs abdominales d'une carcinose pelvienne, d'une obstruction partielle ou de compression digestive nécessitent:

'des antalgiques associés aux antispasmodiques, voire à des stimulants de la motricité
'des antagonistes dopaminergiques: métoclopramide, dompéridone
'des anti-cholinergiques (scopolamine)

-les antidépresseurs

Outre leur intérêt proprement antidépresseurs ces produits ont une importance fondamentale dans le traitement des douleurs neurogènes.
'Effet antidépresseur:

Compte tenu de l'importance des facteurs psychologiques dans le ressenti de la douleur chronique, un état dépressif ou anxio-dépressif aggrave l'intensité de la douleur.

Toutes les classes sont sans doute efficaces sur ce symptôme, et chaque prescripteur utilisera les médications avec lesquelles il se sent le plus à l'aise ou en bonne sécurité. Il ne sera liscite de les prescrire que si le patient a la capacité physiologique d'en ressentir les effets, et si le soutien psychologique permet de cheminer, en verbalisant la part de tristesse inévitable et la part de dépression vraie.
'Effet antalgique sur les douleurs neurogènes:

Ce sont en particulier les imipraminiques tricycliques qui sont utilisés dans cette indication.

Quelques précautions d'emploi sont nécessaires: il faut faire attention à l'effet sédatif et à la constipation, en prévenir le malade; il existe un délai de soulagement de plusieurs jours; l'efficacité, en général, est incomplète; les doses seront progressivement croissantes, surtout si l'on associe d'autres psychotropes justifiés pour d'autres raisons. Les doses utiles sont parfois modérées, mais peuvent atteindre des dosages élevés.

-les anticonvulsivants

Ils sont efficaces sur les douleurs neurogènes, en particulier si elles sont paroxystiques.
Par voie orale, on peut utiliser:

*Clonazépam en comprimés ou gouttes, avec des doses progressives de 1 puis 2 puis 3 mg, en 2 ou 3 prises
*carbamazépine en comprimé: doses progressives en commencent par 1/2 comprimé 2 fois par jour

*Valproate de sodium,. est également pratique pour ses différentes galéniques (sirop, solution, comprimé)
-les anxiolytiques
Traitement essentiel de la composante anxieuse de la douleur.
il ne s'agit pas de diminuer la vigilance du malade, ni d'altérer sa communication mais d'optimiser celle-ci en s'affranchissant au moins partiellement de la part excessivement destructrice de l'angoisse souvent présente en fin de vie.
Ces produits ne sont d'ailleurs pas la panacée puisqu'il semble normal d'être angoissé en fin de vie et que l'expression de cette difficulté est sans doute en partie nécessaire au cheminement de désinvestissement.

Nous n'utilisons les sédatifs que comme une aide, lorsque la situation vécue par le malade est, à ses dires, trop épuisante ou angoissante.

-la chimiothérapie dite palliative

on rencontre fréquemment, dans le suivi cancérologique, des patients dont les référents présentent la chimiothérapie comme palliative, voire antalgique. Il faut hélas reconnaître que cet effet antalgique n'existe le plus souvent que dans l'esprit des prescripteurs. Cependant certains malades métastasés, en échec thérapeutique, sont vraiment améliorés dans leur confort par une chimiothérapie; en particulier, au cours des situations suivantes:

o certaines hépatomégalies évolutives
o certains oedèmes compressifs
o les ascites par tumeur ovarienne
o les lymphangites pulmonaires d'adénocarcinomes mammaires
o certaines métastases osseuses

Bien des malades multimétastasés, à la vie très altérée, recevant encore une chimiothérapie, ne bénéficient d'aucune améloration objective sur leur confort de vie qui soit due à cette chimiothérapie, plus souvent même leur confort est amoindri par les effets iatrogènes.

Ces remarques sont indépendantes du bénéfice de la chimiothérapie en terme de longueur de survie ce qui nécessite une rigoureuse réflexion éthique et le partage du consentement éclairé.

Il est du rôle du généraliste de prévenir le référent hospitalier d'un décalage trop manifeste entre les bénéfices escomptés de la chimiothérapie, et la réalité de la vie du malade à domicile, afin que les objectifs réels du traitement soient éventuellement réexaminés (quel est le consentement éclairé du malade?)

Le principal frein à ce type d'approche- qui est un des fondements mêmes de la notion de soin continu- est la difficulté qu'ont les médecins à annoncer de mauvaises nouvelles, la difficulté qu'ils ont à accepter la mort prochaine du malade, et à assurer un soutien psychologique réel à leurs patients.
L'absence de langage commun et les tensions hôpital-ville sont des obstacles quotidiens à une vraie collégialité sur ces décisions essentielles, prises au mieux au sein d'un partenariat fiable.
Or ces chimiothérapies aux indications limites représentent à la fois un véritable enjeu éthique et une question de santé publique, vu le nombre de malades concernés, la sévérité des problèmes psychologiques entraînés par ces traitements indiscutables et leur coût élevé pour le système de santé.

-autres co-analgésiques

'antibiotiques: ils sont parfois utiles dans les douleurs déclenchées par des infections focalisées, si l'état du patient permet une efficacité physiologique du traitement.

'diphosphonates: co-antalgique fort utile, dont l'effet différé est dû au ralentissement de l'ostéolyse métastatique.

'Myorelaxants:fort utiles dans de nombreux cas de douleurs d'origine neuromusculaire. On peut utiliser l'effet des benzodiazépines ou le thiocolchicoside. Le baclofène à action centrale et le dantrolène à effet périphérique sont souvent efficaces sur les spasmes et l'hypertonie.

2.1.2 :les autres traitements de la douleur utilisables à domicile(22)

*la radiothérapie : c'est une arme essentielle contre la douleur des métastases osseuses.

Il est du rôle du généraliste de contacter l'équipe cancérologique lors de la survenue de ce type de douleur pour organiser au plus vite les séances d'irradiation.

Le protocole d'irradiation appartient bien sûr au radiothérapeute mais c'est souvent le médecin généraliste qui déclenche le processus, en général en urgence, devant la modification des douleurs et la confirmation radiologique ou scintigraphique.

Malheureusement, force est de constater que certains généralistes n'osent pas prendre le rendez-vous de scintigraphie, téléphoner au radiothérapeute, et c'est autant de jours de retard dans le soulagement du malade

*la kinésithérapie : mobilisation, massage, semblent être une aide souvent efficaces dans les douleurs d'enraidissement, les pesanteurs musculaires. Ce corps à corps est d'une importance capitale, montrant au sujet qu'il existe bien et qu'il est toujours digne d'être touché, manipulé, sujet de relation et de contact, et non pas simplement objet physique rejeté car trop altéré.

Le fait d'essayer de récupérer sa mobilité jusqu'au bout attise l'espoir du patient. Cela fait partie d'une stratégie positive.

*la relaxation : par sa relation d'aide, le contrôle mental du corps, la relaxation peut contribuer à diminuer les douleurs, indépendamment du bénéfice relationnel. Encore faut-il travailler avec un professionnel compétent et adapté aux exigences de ces patients vite fatigués.

2.1.3 :les besoins techniques et matériels

Les pharmaciens sont susceptibles de fournir un appareillage adapté aux besoins du malade en fin de vie, et ceci se fait de plus en plus simplement puisqu'il suffit la plupart du temps d'une simple ordonnance pour se le procurer.

On peut ainsi disposer à domicile de lits médicalisés, avec ou sans barrières de protection, de fauteuils roulant, de potences à perfusion, mais aussi seringues électriques…

On peut également mettre en place une oxygénothérapie à domicile par extracteur d'oxygène qui fonctionne sur secteur ou batterie, ce qui autorise au patient un périmètre de marche plus important. La nutrition parentérale est également possible à domicile.

Les infirmières sont en général familiarisées à ce genre d'appareillage qu'elles ont connu en milieu hospitalier, et les délégués en matériel médical sont dans l'ensemble disponibles et prêts à intervenir en cas de problème. Les patients eux mêmes, lorsque leur état le permet sont initiés au fonctionnement des appareils et sont souvent capables de régler certains petits problèmes de fonctionnement.

2.2 la lutte contre les autres symptômes à domicile(22)

A tous les stades de la maladie cancéreuse, les médecins généralistes sont censés intervenir auprès du patient et de son entourage et ce en collaboration avec les autres libéraux et le monde hospitalier.

Alors que semble exister un consensus pour que les médecins généralistes soient en première ligne, cette dimension de leur travail n'est toujours pas reconnue par la nomenclature, et n'est pas clairement située par rapport au travail hospitalier. Mais ceci est actuellement au cœur des discussions politiques.

Des lacunes majeures existent dans la formation des médecins, celle-ci étant par ailleurs assurée par des médecins qui n'ont jamais exercé à domicile.

De plus, cette formation initiale n'est toujours pas multidisciplinaire, alors qu'une partie de l'efficacité des médecins est ensuite conditionnée par leur capacité à travailler en équipe.

La sécurisation et le confort du malade et de son entourage dépendent directement de la manière dont le généraliste saura annoncer les mauvaises nouvelles et gérer les symptômes : son rôle est donc déterminant, tout au long de la maladie, dans la poursuite et l'adaptation du maintien à domicile.

2.2.1 : les troubles respiratoires

* la dyspnée :

elle concerne 2 malades sur 3 en fin de vie. L'approche relationnelle est déterminante, d'autant plus si l'évolution est prolongée. Les gaz du sang sont pratiquement toujours inutiles en situation évoluée puisque l'on se guide sur la tolérance clinique.

On peut définir 3 grands types de situations :

- la dyspnée asphyxique foudroyante : rapidement mortelle par complication majeure (hémorragie cataclysmique, obstruction laryngée d'origine tumorale…). La conduite à tenir, si on est sur place et si le temps le permet, se résume à un soutien relationnel de tous et à l'injection éventuelle de sédatifs rapides, avec de la morphine. Si on a pu préparer la famille auparavant à ce type d'éventualité et à la panique qui en résulte, on pourra parfois éviter le recours bien inutile aux services d'urgence.

- les dyspnées lentement progressives, comme on peut rencontrer dans les pleurésies cloisonnées imponctionnables, les grandes restrictions parenchymateuses iatrogènes… Le traitement est avant tout un soutien relationnel dont le but est d'adapter l'activité et l'entourage à la limitation progressive de l'autonomie : parler moins vite, se déplacer lentement, renoncer à certaines activités…On conçoit toute la difficulté et la tristesse qui s'attachent à de tels renoncements. La corticothérapie est quasiment dans tous les cas utile pour améliorer le malade, au moins transitoirement. D'autres traitements sont parfois utiles :

  - Oxygène nasal :son efficacité est souvent nulle ou modeste sur les dyspnées restrictives. Le malade se sent soulagé surtout par le geste et l'enthousiasme qu'il procure à l'entourage. Il faut toujours demander au malade d'évaluer l'efficacité de l'oxygène nasal, et, si aucune amélioration n'est constatée, on pourra retirer ce tuyau inutile et même gênant.

- Ponction d'épanchement pleural : il ne faut pas hésiter à la faire, même si cela implique quelques heures à l'hôpital, si bien sûr le bénéfice est net pour le patient.
- Antibiotiques : s'ils ont le temps d'être actifs sur le confort.
- Kinésithérapie : sera progressivement arrêtée au fil de l'épuisement du malade.
- Aérosols : peuvent être utiles pour humidifier les muqueuses nasales et buccales.
- Aspiration : souvent douloureuse et inefficace, parfois utile si le patient peut aider en crachant et ventilant ou s'il y a de vrais bouchons muco-purulents, toujours à évacuer.
- la dyspnée agonique progressive : ne nécessite pas forcément l'hospitalisation ultime.

L'objectif dans le traitement de la dyspnée est de diminuer l'angoisse de tous, qui aggrave la dyspnée et de diminuer la tachypnée et les râles laryngés. Il faut savoir se satisfaire d'un traitement partiellement efficace, mais éthiquement valable car actif sur le confort du malade.

*La toux :
Dans tous les cas, commencer par traiter l'étiologie :
-antibiotique si infection
-rediscuter un geste chirurgical, une radiothérapie, un anti inflammatoire ou tout simplement modifier la texture de l'alimentation si toux par fausse route ou atteinte du carrefour
-Bêta mimétiques si spasme bronchique associé

En cas de toux sèche, on peut commencer par les antitussifs simples ou codéïnés, ou bien si le patient est déjà sous morphiniques, on peut augmenter les doses.
En cas de toux grasse, essayer de drainer par la kinésithérapie, les aérosols, à condition que le malade puisse coopérer. Si ce n'est pas le cas, si le patient ne peut plus expectorer par épuisement, il faut au contraire assécher ses sécrétions (scopolamine, atropine).

*Les hémoptysies :
c'est un symptôme angoissant pour le malade et son entourage qui symbolise la mort par hémorragie, la récidive, l'évolution interne…
-hémoptysies de faible abondance, dans un contexte connu : il suffit de supprimer les AINS ou les anti coagulants, et de bien expliquer que c'est bénin et qu'aucune mesure n'est utile.

-hémoptysies récidivantes et/ou notables : on utilise la radiothérapie le plus souvent, ou plus rarement les embolisations d'artères bronchiques

-hémoptysies cataclysmiques : on craint alors l'agonie. Il faut alors soutenir l'entourage, le plus souvent sédater le malade (benzodiazépines, morphine). L'oxygène ne sert à rien ici. L'intubation ne peut pas se faire à domicile, et l'intervention du SAMU ne semble pas correspondre aux situations agoniques et à leur intensité relationnelle avec l'entourage. Cependant la panique set telle que cette intervention technique aura le mérite de rassurer, en faisant quelque chose, en déculpabilisant aussi...

2.2.2 les troubles digestifs

*la constipation :

Elle est quasiment constante, chez tout patient en fin de vie, comme chez tout grand malade alité. Le toucher rectal demeure indispensable pour éliminer un fécalome.

Le traitement est le régime riche en fibre, dans la mesure du possible et les médicaments : lubrifiants, mucilages, lactulose, stimulants directs du péristaltisme, laxatifs, produits drastiques et autres lavements.

Rappelons que les laxatifs doivent être commencés en même temps que le traitement morphinique.

*les nausées et vomissements

Ce sont des symptômes fréquents, pénibles et épuisants.

Les traitements sont représentés par : les anti-dopaminergiques, les anti-histaminiques, les anti-cholinergiques, les anti-sérotoninergiques, les corticoïdes qui potentialisent l'effet des anti-dopaminergiques et des anti-sérotoninergiques.

Il faut également penser aux petites choses : bouche sale, repas inadapté ou mal préparé, peur des traitements...

*l'occlusion

En contexte curatif, une occlusion vraie survenant à domicile impose l'hospitalisation.

En fin de vie, le contexte laisse prévoir la probabilité d'une occlusion. La chirurgie devient moins utile s'il s'agit d'une carcinose pelvienne par exemple. Mais, même en fin de vie, s'il s'agit d'une occlusion sur bride, la chirurgie garde tout son intérêt. Il ne faut donc pas avoir peur de demander des examens pour comprendre.

- l'occlusion basse en fin de vie à domicile : le tableau s'installe rarement brutalement. Les troubles sont progressifs, par poussées successives, en particulier dans le cas où existe une carcinose péritonéale : les selles déjà rares s'interrompent ou bien sont masquées par une selle d'origine sigmoïdienne.

  Le ballonement est souvent difficile à interpréter car le sujet peut avoir une ascite, des masses tumorales…

  En fait le diagnostic devra être systématiquement suspecté dans un contexte à risque, et régulièrement réévalué. La surveillance des selles doit être rigoureuse, sinon un fécalome pourra masquer une occlusion sous-jacente.

  Le traitement repose sur des mesures simples. En général, la sonde naso gastrique n'est pas utilisée car elle est gênante et nécessite une aspiration par compresseur, ce qui est contraignant. Cependant, elle est parfois nécessaire et peut apaiser l'angoisse du malade et de sa famille.

  Les traitements associent : corticoïdes, anti-émétiques, antalgiques, médicaments qui favorisent le ramollissement et l'évacuation lente des selles. Si le malade ne peut plus rien absorber par voie orale, il faut envisager les lavements rectaux abondants et fréquents.

  La diète n'est pas une nécessité, elle est fonction de la tolérance du patient.

  La pose d'une perfusion se discute en fonction du contexte. Elle sert surtout à rassurer la famille.

- l'occlusion haute à domicile : c'est une situation très difficile car le confort du malade est très perturbé. En effet, les vomissements sont inévitables et incessants en cas d'alimentation. La déshydratation est plus rapide et plus pénible pour le malade.

  La sonde gastrique d'aspiration est nécessaire.

  Les anti-émétiques sont à donner à très forte dose.

  Parfois la seule solution est de faire dormir le malade avec des anxiolytiques.

  C'est dire que la fin de vie à domicile ne peut alors se concevoir que dans une très intense collaboration avec l'équipe, et avec une famille qui accepte d'endurer ce difficile spectacle.

*l'anorexie :

Inévitable chez la plupart des patients et source d'angoisse pour la famille dont c'est le symptôme annonciateur de la fin, l'anorexie a de multiples causes qui sont en général intraitables à ce stade: évolution tumorale, compression digestive, insuffisance hépatique ou rénale avancée...

Il est cependant important d'identifier la cause de cette anorexie pour plusieurs raisons, notamment pour justifier la décision d'interrompre progressivement l'alimentation, permettre d'apaiser les angoisses de l'entourage en fournissant des explications rationnelles.

Ce symptôme oblige souvent le médecin à de longues explications pour éviter de persévérer et éviter une nutrition parentérale abusive. La présentation des repas tient un grand rôle dans la stimulation des sens du malade en fin de vie.

Les corticoïdes peuvent parfois avoir un effet bénéfique de part leur effet euphorisant qui peut stimuler l'appétit.

Certaines préparation hyperprotidiques ont leur intérêt mais les malades s'en lassent souvent rapidement.

*diarrhée

On va tout d'abord essayer de connaître les causes de la diarrhée pour les traiter.

Il faut toujours penser à une fausse diarrhée sur fécalome.

Les traitements peuvent aller du simple pansement à base d'alumine à la colostomie palliative en cas de tumeur rectale ou sigmoïdienne.

*Soins de bouche

Les problèmes de mycoses, de bouche sèche est un problème fréquent et trop souvent négligé.

La prévention du dessèchement est nécessaire pour éviter les complications.

En cas de candidose, en plus du traitement antifungique, on n'oubliera pas de traiter les prothèses dentaires.

Pour les aphtes, on utilise des bains de bouche avec des sachets de sucralfate dissous.

Il est important de toujours de réaliser des nettoyages doux et d'humidifier souvent, afin d'éviter les bouches sèches sales et douloureuses.

*Hoquet

Il est dû à une contraction involontaire du diaphragme, sous la dépendance d'un arc réflexe empruntant des voies nerveuses diverses et variées, d'où un nombre important de causes différentes

(réplétion gastrique, compression tumorale, ascite, carcinose, pleurésie, lésions centrales, troubles métaboliques, lésions médiastinales...)

La stimulation du nerf vague peut être efficace (déglutition d'eau, de pain...). Les anti-spasmodiques sont peu efficaces. On peut essayer la nifédipine ou le baclofène.

*Dysphagie

Elle accompagne de nombreuses pathologies ORL et digestives et, bien sûr, les troubles neurologiques centraux.

Ce symptôme est particulièrement angoissant pour la malade et il faut toujours prendre le temps de lui expliquer ce qu'il en est.

La solution la plus simple consiste à diminuer le volume des repas en les fractionnant, à préférer une consistance pâteuse ou semi-liquide, toujours en tenant compte des goûts et des habitudes du patient.

Les anti-spasmodiques, les anti-sécrétoires, les anti-reflux ou les anti-ulcéreux peuvent être intéressants.

On peut parfois utiliser les corticoïdes dans le cadre de fibroses post-radiques qui s'accompagent d'oedème inflammatoire péri-lésionnel.

*Ascite

On ne la traite à domicile que si elle est gênante, car les traitements sont rarement très satisfaisants: diurétiques, parfois chimiothérapie, et surtout les ponctions que l'on peut tout à fait réaliser à domicile, si le médecin et l'équipe soignante travaillent en harmonie. Mais ce geste peut paraître terrifiant à l'entourage et l'hospitalisation pourra alors se justifier.

Le matériel nécessaire est simple puisqu'il s'agit d'un récipient qui va recevoir l'ascite(une bouteille d'eau minérale peut très bien faire l'affaire), une serviette de toilette pour protéger le lit, un cathlon, gris ou vert, que l'on peut se procurer en pharmacie, une tubulure de perfusion, des compresses stériles, de l'alcool à 90°.

La réalisation du geste est facile :

-allonger le malade dans une position confortable

-désinfecter tout l'hémiabdomen gauche(éviter de ponctionner à droite où les risques de perforation colique sont plus importants)

-ponctionner sur une ligne entre l'ombilic et l'épine iliaque antéro supérieure, à la jonction du tiers inférieur et des 2/3 supérieurs

-brancher la tubulure reliée au récipient receveur

-bien fixer par du sparadrap le dispositif au malade et recouvrir de compresses

L'idéal est de pouvoir s'organiser pour surveiller la ponction, par plusieurs passages du médecin ou de l'infirmière, pour vérifier le bon écoulement.
La sensation de soulagement est rapide. Une fois la ponction terminée, il suffit de retirer le cathlon et de faire un pansement.
La surveillance du ionogramme n'a d'intérêt qu'en phase curative.

2.2.3. Les problèmes cutanés en fin de vie

*Escarres

En fin de vie, plusieurs facteurs participent à la formation d'escarres. Ce sont la cachexie, les effets de la radiothérapie, la souffrance à la mobilisation…
La douleur engendrée par les escarres doit être traitée par des antalgiques de niveau adapté.
La prévention reste très importante : matelas à eau ou pneumatique, changements de position, massages avec divers onguents, stimulation chaud-froid. Mais attention, la prévention sera progressivement relâchée au fur et à mesure que l'altération de l'état général la rend difficile ou illusoire.
En matière de traitement proprement dit, chacun a ses habitudes : protection avec des pansements adsorbants, désinfection, parage mécanique ou chimique.
Les infirmières libérales savent souvent très bien gérer ce genre de problèmes et leurs conseils ne sont pas à négliger.

*Oedèmes des membres
Ils peuvent être le signe de récidive tumorale.
A domicile, il faut se fixer des objectifs réalistes. Les diurétiques sont efficaces, mais pas à long terme. Par contre, s'il s'agit d'œdème par compression pelvienne ou abdominale, les diurétiques ne servent à rien ; on utilise à ce moment-là des corticoïdes.
Il ne faut pas oublier les moyens simples : surélever les jambes, bandages doux, ainsi que la kinésithérapie avec mobilisation contre l'enraidissement, drainage lymphatique.

*Ulcérations cutanées

Comme les escarres, elles mettent en cause non seulement le confort local mais aussi l'image du malade lui-même à travers le regard de l'autre.

Le traitement par les soins locaux est au premier plan.

2.2.4.Les troubles neuro-psychiatriques

Ils mettent le médecin généraliste souvent mal à l'aise car il est en général dépourvu d'outils psychologiques précis, et peu formé à ce genre de situation.

De plus, ces troubles sont extrêmement angoissants pour l'entourage.

*La confusion

Les causes en sont multiples : fécalome, infection, trouble métabolique, encéphalopathie, décompensation psychiatrique, médicaments…

Souvent, le malade reste confus sans cause retrouvée avec certitude.

Le soutien de la famille, les explications répétées sont nécessaires afin de ne pas sédater à outrance ce malade.

*Les hallucinations, le délire aigü

Les causes sont également multiples, la morphine est souvent mise en cause.

On utilisera, selon la situation, des neuroleptiques injectables associés ou non à des sédatifs anxiolytiques.

Il faut noter en fin de vie de véritables épisodes psychotiques dissociatifs qui parfois sont uniquement des réactions à l'angoisse de mort et qui ne sont pas dus à des aggravations organiques.

*L'agitation

C'est une urgence thérapeutique : bilan, raisonnement, décision, transmission aux soignants sont à mettre en route immédiatement.

Il est important de suivre de prés l'évolution, ce qui implique des visites répétées, des communications téléphoniques pluri –quotidiennes.

Le traitement est toujours le même : benzodiazépines, neuroleptiques.

On sera parfois forcés d'utiliser des doses massives pour obtenir un calme relatif.

Tout ceci met soignants et famille à rude épreuve, et la discussion est nécessaire pour préserver tout le monde.

*L'angoisse
Elle paraît naturelle dans un contexte de fin de vie.
La discussion est la première des thérapies. Le malade doit pouvoir exprimer son angoisse, la sensation de perte de maîtrise de sa vie, de son autonomie…
Cette angoisse peut devenir destructrice et il faut alors prescrire, en plus de notre soutien psychologique, de notre présence, des anxiolytiques (benzodiazépines ou antidépresseurs selon le contexte)

*La dépression
Là aussi, l'écoute du malade est la meilleure solution.
Mais que répondre au mourant qui a peur de mourir ?
Même si c'est très difficile d'en parler, il faut prendre le temps d'écouter et d'analyser les symptômes. Les idées suicidaires ou les demandes d'euthanasie sont certes de la lignée dépressive, mais elles signifient aussi que le malade est conscient de sa fin imminente, qu'il veut décharger son entourage d'une lourde charge de soins. Les sentiments d'inutilité, de dévalorisation, sont à replacer dans ce contexte de cette vie qui se « désinvestit », et ne sont pas aussi signifiants que chez un individu sans pathologie organique évolutive.

*Les convulsions
Urgence évidente, il faudra effectuer le bilan étiologique avec la même rigueur de raisonnement, mais en discutant minutieusement le recours aux explorations d'imagerie, afin de ne pas imposer des examens sans portée thérapeutique.
Ainsi des métastases cérébrales probables chez un malade en phase pré-agonique et multimétastasé, ne justifient sans doute pas un scanner, car celui-ci ne changera ni la survie ni le traitement ni le confort du malade. Dans ce contexte, il vaut mieux mettre en place un traitement par corticoïdes et morphine.
Le traitement d'urgence est classique et utilisé par voie injectable ou rectale : diazépam, clonazépam.
L'entourage s'affole forcément devant un tel symptôme, et un long temps d'explication est souvent nécessaire.

2.2.5.Les troubles urinaires

*L'hématurie

Elle n'est pas forcément douloureuse mais plutôt angoissante. Elle le sera d'autant moins que l'on aura informé la famille et le malade de la pathologie.

Le traitement sera, selon la gravité et l'état général du malade : éthamsylate, lavages répétés par sonde simple ou à double courant.

On compensera les pertes en fer uniquement si le malade est ambulatoire.

*L'incontinence urinaire

L'enquête étiologique est une étape majeure afin d'adapter le traitement : infection urinaire, globe vésical, lésions tumorales focales, cystite radique, lésions centrales, médullaires ou encéphaliques, retentissement de l'état général.

Dans tous les cas, le soutien psychologique est important pour préserver la dignité du malade.

L'hygiène ne doit bien sûr pas être négligée.

Il va falloir organiser la vie à domicile (alèses, couches, urinoir…)

La couche n'est pas remboursée par la sécurité sociale, ce qui représente un gros inconvénient.

L'étui pénien a l'avantage de sa facilité d'emploi et de son emploi intermittent.

La sonde urétrale est plus confortable pour l'entourage, mais elle est vécue comme une contrainte pour le malade et est source d'infection chronique.

Parfois les atropiniques ou les imipraminiques permettent de diminuer les fuites urinaires.

*La rétention urinaire

Le globe vésical est de diagnostic clinique. En fonction de l'étiologie, on peut discuter plusieurs stratégies : sondage évacuateur unique ou à demeure, parfois certains myorelaxants permettent de retarder le sondage.

En tout cas il faut absolument permettre l'évacuation vésicale.

*Les spasmes et ténesmes vésicaux

Ils sont favorisés par la sonde ou l'extension tumorale, le caillotage, l'infection.

Les traitements médicamenteux comptent parmi eux les anti-spasmodiques, les antalgiques, les anti-inflammatoires, les antibiotiques.

Il suffit parfois tout simplement de changer la sonde ou d'augmenter la diurèse par boissons.

2.2.6.Les symptômes généraux

*La nutrition

On ne doit nourrir de manière artificielle que si le bénéfice attendu est suffisamment durable, et sans contrainte déraisonnable pour la qualité de vie du patient.

Au stade de dénutrition, il faut toujours préférer la voie orale si elle est possible en adaptant le rythme et la qualité des repas.

Il ne faut pas déraper vers ce que l'on pourrait appeler un « acharnement alimentaire ».

On peut utiliser des stimulateurs de l'appétit, associer des antispamodiques favorisants la vidange gastrique.

Si l'alimentation parentérale est jugée utile, il faut bien avertir le malade et son entourage des contraintes occasionnées. La sonde gastrique, posée en milieu hospitalier, peut être gérée à domicile.

*L'hydratation

Cette question est en fait révélatrice d'un débat de fond : le médecin a-t-il fait le deuil de sa volonté de guérison du malade ? Peut-il accepter sa mort prochaine ?

Si le médecin et l'équipe sont cohérents dans leurs démarches, il n'y a que très peu de malades qui, en fin de vie, auront besoin d'une perfusion pour améliorer leur confort.

En revanche, le malade ou sa famille peuvent très mal supporter l'absence de « tuyaux » ou de gestes patents de soin, et être demandeur d'une perfusion malgré les explications circonstanciées sur la modeste ou l'absence d'efficacité en matière de confort et de survie.

On peut perfuser en intra-veineux, dans une chambre implantable, ou en sous-cutané.

*La fièvre

Elle perd sa valeur « d'alarme » dans un contexte de fin de vie mais cela n'empêche aucunement de la traiter pour soulager le malade :paracétamol, ibuprofène ou aspirine, voire antibiotiques.

*La transpiration

Elle est très pénible si elle est abondante.

Elle peut survenir :

- lors de crises d'angoisse de mort et/ou de douleurs incontrôlées

- lors d'un épisode fébrile

- lors de troubles organiques (hémopathies, syndromes paranéoplasiques...)

Il faut penser à bien aérer la chambre, toilette et changes fréquents.

Les médicaments utilisés sont les antalgiques, les antipyrétiques, les AINS, les produits cosmétiques d'appoint.

N'oublions pas de traiter les mycoses associées.

*Les odeurs désagréables

Quelle qu'en soit l'origine, elles ont des conséquences désastreuses immédiates sur les relations, l'image de soi, le confort quotidien.

L'idéal est d'en parler discrètement au malade, avec tact, mais fermement à l'équipe afin de limiter les effets négatifs sur la communication.

Chaque stratégie est à adapter à la cause et à la lésion odorante.

3.La multidisciplinarité à domicile :

L'équipe est toute formée à l'hôpital. Il faudra la constituer à domicile.

Sa composition variera en fonction des besoins du malade, de la disponibilité des divers intervenants, des désirs de la famille et du malade.

Il existe des équipes de soins palliatifs mobiles, en plein développement, mais pas encore ubicuitaires.

Les réseaux de soins palliatifs devront exister dans chaque département d'ici 2006. En attendant leur mise en place et leur utilisation systématique, le médecin traitant demeure le pivot de la prise en charge palliative à domicile.

Le rôle de coordonateur est dévouée au médecin traitant, personnage central qui va composer l'équipe mais aussi être l'intermédiaire avec l'équipe hospitalière.

La formation de l'équipe dépend également du malade et de sa famille qui ont leur mot à dire sur le choix de l'infirmière, du kinésithérapeute, du pharmacien. Ils vont également discuter de la nécessité de voir une assistante sociale, d'avoir recours à une aide ménagère...

A l'hôpital le dossier médical est une obligation.

A domicile, il va falloir mettre en place un cahier de transmissions où chacun pourra noter les informations les questions à poser, les constatations faites, les problèmes rencontrés...

Le téléphone est également un outil indispensable pour la communication rapide.

A la campagne, en général, tout le monde se connaît, se voit plusieurs fois dans la journée, ce qui favorise les échanges d'information.

L'équipe doit également communiquer avec l'équipe hospitalière qui doit rester disponible pour répondre aux interrogations d'ordre médical, mais aussi d'ordre matériel ou même éthique.

En effet, le médecin généraliste et le personnel soignant à domicile n'est pas toujours et même rarement formé aux soins palliatifs. Pour éviter des hospitalisations abusives, il est confortable de pouvoir demander conseil à un médecin spécialiste et de discuter de la conduite à tenir devant un problème donné.

Sans parler de longue formation qui n'est pas toujours réalisable, le soutien, l'échange de savoir-faire entre les différents membres de l'équipe peut améliorer les compétences de chacun et aussi rassurer le personnel soignant.

Par exemple, le pharmacien peut déléguer une personne pour montrer à l'infirmière comment régler un extracteur d'oxygène ou tout autre appareillage compliqué.

La multidisciplinarité à domicile est réalisable, même si les intervenants ne sont pas spécialement formés aux soins palliatifs, à condition d'y mettre de la bonne volonté et d'accepter de remettre en question ses compétences afin de les élargir.

Il faut également rester humble et admettre lorsqu'on ne sait pas.

Il n'y a rien de honteux à poser une question à quelqu'un de plus habitué, on peut ainsi éviter des hospitalisations pour un problème gérable à domicile.

4.La famille au domicile du patient

Son rôle est primordial dans la décision de fin de vie à domicile ou à l'hôpital.

Parfois, la composition de la famille ne permet pas le maintien à domicile : personne seule, conjoint lui-même très malade ou incapable physiquement ou moralement d'assumer un mourant à domicile, éloignement géographique trop important...

Cette famille qui va accompagner son parent à l'agonie s'engage à supporter de le voir diminuer de jour en jour, de le voir souffrir, à renoncer à certaines activités qui pourraient nuire au malade (à un certain moment, on ne pourra plus le laisser seul).

Cependant, le domicile reste le lieu idéal des derniers moments puisque c'est là que le patient garde tous ses repères, ses souvenirs, sa vie.

Il faut donc soutenir intensément cette famille , la préparer au trépas, lui expliquer exactement ce qui se passe afin qu'elle puisse mieux l'accepter.

Ce soutien devra se poursuivre après le décès, par ce qu'on appelle un suivi de deuil.

A domicile, la présence de la famille est permanente, elle ne se limite pas à des visites plus ou moins longues, plus ou moins quotidiennes à l'hôpital.

Son attention est monopolisée 24 heures/24, ce qui est source de fatigue, d'anxiété voire de dépression. Son rôle est très actif. Elle n'est pas simplement spectatrice comme cela pourrait être le cas à l'hôpital.

Il est important que le malade ne se sente pas un fardeau pour sa famille car il sera pourtant conscient des contraintes et des sacrifices qu'il occasionne. Je pense qu'il est important que la famille s'organise pour pouvoir continuer à avoir des activités à coté, à voir du monde, bref pour pouvoir continuer à vivre.

5.Le soin continu à domicile

La notion de soin continu n'est pas spécifique à l'hôpital.

Il ne faut surtout pas penser que parce qu'il y a retour à domicile, il n'y a plus d'espoir et la dernière heure est arrivée.

Le domicile est souvent une étape avant une autre hospitalisation. Il peut aussi traduire une pause dans la valse des explorations et des traitements exclusivement hospitaliers (radiothérapie, chimiothérapie).

Inversement, l'hospitalisation n'est pas synonyme d'espoir nouveau. Si le domicile peut être un répit pour le patient, l'hospitalisation peut être un répit pour la famille.

Bref il ne faut pas assimiler le domicile aux soins palliatifs et l'hôpital aux soins curatifs.

Le soin continu s'applique dans les deux cas.

6.Principes généraux d'organisation des soins palliatifs à domicile

La circulaire du 19 février 2002(25) met l'accent sur le fait que le développement des soins palliatifs et de l'accompagnement à domicile constitue le premier axe du plan quadriennal.

Ces soins et cet accompagnement peuvent être délivrés par :

- une équipe mobile de soins palliatifs à domicile
- un réseau de soins palliatifs
- dans le cadre d'une hospitalisation à domicile

6.1 :les équipes de soins palliatifs :

Elles comprennent des professionnels de santé exerçant à titre libéral, ou des professionnels salariés des centres de santé, intervenant auprès d'un patient qui à un moment donné a exprimé son désir de rester à domicile.

L'équipe est notamment composée du médecin généraliste du malade, prescripteur, et de personnel infirmier.

Cette équipe est choisie par le patient.

Pour l'instant, aucune rémunération particulière n'est prévue pour ces actes, les projets élaborés jusqu'à aujourd'hui n'ayant pas abouti.

Lorsque l'accès à un réseau de soins palliatifs est possible, les membres de l'équipe pourront y adhérer de façon à pouvoir bénéficier des prestations de ce réseau.

6.2 :les réseaux de soins palliatifs

Leur objectif est de mobiliser et de mettre en lien les ressources sanitaires et sociales sur un territoire donné autour des besoins des personnes. Il vise à assurer la meilleure orientation du patient, à favoriser la coordination et la continuité des soins.

Ils s'articulent avec les réseaux de prise en charge de la douleur, des personnes âgées ou de cancérologie.

Ils sont dotés d'une équipe de coordination qui ne se substitue pas à l'équipe à domicile ni à l'équipe interne d'une structure de soins palliatifs. Elle n'a pas pour mission d'effectuer des soins, ni de prescrire. Elle accompagne la démarche de soin dans un partenariat et une complémentarité avec les acteurs du domicile.

Le gouvernement met actuellement l'accent sur le développement de ces réseaux.

6.3 :l'hospitalisation à domicile :

Elle concerne des malades atteints de pathologies graves aiguës ou chroniques, évolutives et/ou instables, qui en l'absence d'un tel service, seraient hospitalisées en établissement de santé(30).

Dans le cadre de la prise en charge palliative, l'HAD constitue un moyen de retour ou de maintien à domicile d'une personne en fin de vie. Ce maintien à domicile ne peut se réaliser qu'en accord avec la personne malade et ses proches et uniquement si la structure est en capacité d'assurer seul et/ou avec ses partenaires tous les aspects du soin et de l'accompagnement à domicile requis par l'état de santé de la personne.

Compte tenu des exigences liées à la pratique des soins palliatifs et de l'accompagnement, et afin de les doter des moyens nécessaires, les structures d'HAD peuvent individualiser des places consacrées à la pratique de soins palliatifs : il s'agit de places « identifiées ».

IV- DEUX EXEMPLES D'ACCOMPAGNEMENT DE MALADE EN FIN DE VIE : L'UN A DOMICILE , L'AUTRE A L'HOPITAL

1.A domicile

A l'occasion d'un remplacement régulier, j'ai eu l'opportunité de suivre un patient en fin de vie à son domicile.

Il habitait dans un petit village de 800 habitants situé dans la Haute-Garonne, à une vingtaine de kilomètres de Toulouse, et à 5 kilomètres de la clinique où il était suivi.

1.1.Exposé du cas clinique :

*Etat civil : Mr C., né le 01/01/1919, vit avec sa femme. Il a deux enfants, une fille et un garçon, tous deux mariés. Son fils habite un village voisin, sa fille est plus éloignée géographiquement puisqu'elle est sur Paris.

*Antécédants : Diabète insulino-dépendant

Cardiomyopathie

Bronchite chronique

Syndrome dépressif débutant

*Histoire de la maladie :

Elle commence fin juillet 2000, où Mr C. se plaint de fatigue, avec des troubles du sommeil, puis une décompensation cardiaque avec signes de petit débit qui amène à une hospitalisation en urgence dans le service de cardiologie de la clinique voisine.

A ce moment-là, la dyspnée est majeurs, la station debout impossible du fait d'une hypotension.

Après rétablissement de l'équilibre hydro-électrolytique et hémodynamique, Mr C. retrouve son autonomie.

Pendant cette hospitalisation, l'équilibre glycémique a été normalisé, les doses d'insuline adaptées.

Mr C. a été vu par un psychiatre qui a revu son traitement anti-dépresseur.

Une radio pulmonaire montre une surcharge des deux bases.

Le traitement de sortie comporte

-NORSET 15 :1 le soir

-PROZAC 20 : 1 le matin

-LANZOR 15 : 1 cp/jour
-LASILIX 40 : 3/jour
-ALDACTONE 25 : 1/jour
-CORDARONE : 1/jour
-KARDEGIC 160 : 1/jour

Les jours suivants Mr C. est toujours fatigué, ce qui conduit le médecin traitant à arrêter le PROZAC.

L'équilibre glycémique est correct. Sur le plan cardiologique, les oedèmes sont fluctuants et on jongle avec les diurétiques et la restriction hydrique pour les faire diminuer.

En Novembre, Mr C. est victime d'un nouvel œdème aigu du poumon et est de nouveau hospitalisé en cardiologie. Après quelques jours de diurétiques, l'œdème s'amende.

La radio thoracique de contrôle montre alors une opacité du poumon droit. En comparant avec les clichés de juillet, cette opacité est superposable, même si à ce moment-là elle était beaucoup plus discrète.

Pour les pneumologues, cette image ne fait aucun doute, c'est cancéreux.

*Evolution

Compte tenu de l'état général du patient déjà fort altéré, et en accord avec le cardiologue, des investigations plus poussées sur le plan pulmonaire ne paraissent pas raisonnables car elles ne déboucheraient de toute façon sur aucun traitement spécifique. Il est donc décidé de s'en tenir aux symptômes dans un premier temps.

A la demande de son épouse, la vérité n'a pas été annoncée au patient, compte tenu de son état dépressif.

11/12/00 : c'est ma première visite chez Mr C., alors que je remplace pour quelques jours son médecin traitant.

Mme C. est embarrassée de me voir. Avant de me conduire au chevet de son mari, elle m'explique brièvement la situation et me montre le cahier de transmission mis en place depuis peu.

Mme C. est encore sous le choc de la terrible nouvelle et ne peut retenir quelques larmes. Elle me remet également les derniers courriers.

La demande de visite est motivée par la survenue à la suite d'efforts de toux d'une violente douleur basi-thoracique gauche.

La douleur est réveillée par la palpation.

La tension est à 12/7, l'auscultation pulmonaire ne retrouve que quelques discrets râles crépitants aux bases.

Je pense qu'il s'agit d'une simple fracture de côte, mais je préfère en aviser le pneumologue afin de savoir s'il faut ou non réaliser un cliché. Etant donné le relatif bon état général actuel du patient et la proximité de la clinique, ce dernier le reçoit en consultation sans attendre avec une radio thoracique qui effectivement révèle une fracture des arcs postéro-axillaires des 3 dernières côtes. Son traitement comporte un anti-inflammatoire (BI PROFENID),et un antalgique (LAMALINE).

13/12/00 :

L'anti-inflammatoire est mal supporté sur le plan digestif. La douleur n'est pas contrôlée, surtout la nuit.

Je décide de rappeler le pneumologue et nous convenons de le mettre sous morphine orale (SKENAN 20 : 1 matin et soir)

J'associe un traitement pour la constipation (FORLAX : 2/jour)

26/12/00 :

visite du médecin traitant pour simple surveillance. Mr C. a beaucoup moins mal.

L'état est stationnaire et globalement satisfaisant. Le SKENAN est progressivement stoppé.

06/01/01 :

Visite de routine pour renouveler les traitements de Mr et Mme C.

15/01/01 :

De nouveau en remplacement, je revois Mr C. pour un problème de prurit généralisé.

Mme C. paraît contente de me revoir, elle m'avoue qu'elle craignait d'avoir à faire à encore un autre remplaçant à qui il aurait fallu tout réexpliquer.

A l'examen, Mr C. a une tension à 11/6, il est fatigué mais trouve la force de plaisanter.

Il présente toujours des oedèmes des membres inférieurs.

De plus, il se plaint de souffrir de plus en plus de son poumon, ce qui me conduit à le mettre sous patch de DUROGESIC 25.

Je prescris également de l'ATARAX et du NISASEPTOL pour ce problème de prurit .

16/01/01 :

Mr C. vomit dès qu'il mange. Je lui explique qu'il s'agit d'un effet indésirable du patch qui devrait s'atténuer . Pour l'heure, je le mets sous PRIMPERAN IV quelques jours, et je demande un ionogramme sanguin car je le trouve plus fatigué que d'habitude.

18/01/01 :

La kaliémie est basse à 2.7 mmol/l. Je rajoute 6 DIFFU-K/jour au traitement.

20/01/01 :

Mr C. a présenté des hallucinations durant la nuit, ce qui a inquiétée sa femme. Lui ne s'en souvient pas, il est tout à fait cohérent lors de mon passage. Je rassure Mme C. en lui expliquant que c'est un effet du patch de DUROGESIC et que nous sommes toujours à temps de le supprimer si ces hallucinations deviennent trop gênantes.

Les problèmes de vomissement et de démangeaisons semblent se calmer.

24/01/01 :

Mr C. souffre de plus en plus lors des soins infirmiers, des mobilisations ; il me le dit et le cahier de transmissions le confirme car les infirmières le soulignent depuis quelques jours.

Je rajoute donc de l'ACTISKENAN pour ces paroxysmes douloureux.

29/01/01 :

Les douleurs sont contrôlées. Les effets secondaires des médicaments sont au second plan.

Le ionogramme sanguin est normalisé mais les oedèmes des membres se majorent ce qui conduit le médecin traitant à augmenter les diurétiques.

02/02/01 :

On observe une aggravation. En effet, Mr C. a fait une chute de son lit cette nuit qui a réveillé ses douleurs. Un lit médicalisé est prescrit. Le pharmacien le fournit dans la journée, et envoie un délégué qui explique le fonctionnement à Mme C.

07/02/01 :

La douleur se majore toujours. Nous augmentons la dose de DUROGESIC à 50, toujours accompagné de l'ACTISKENAN.

La composante dépressive grandit. Mr C. n'est toujours pas au courant de sa maladie cancéreuse et pose beaucoup de questions auxquelles il est de plus en plus difficile de répondre. Sa femme nous demande toujours de le laisser dans l'ignorance.

13/02/01 :

Mr C. a été mis la dernière fois sous ATARAX 25 le matin et 100 le soir, ce qui semble efficace sur la douleur. L'angoisse devait sans doute majorer la souffrance physique.

17/02/01 :

L'état se stabilise. La douleur est contrôlée, l'hémodynamique stable, Mr C. retrouve un semblant de gaieté.

23/02/01 :

Mme C. appelle en pleine nuit car son mari est très agité. A l'arrivée du médecin, il est dans une phase comateuse. Il ne répond plus aux ordres simples. Sa tension reste correcte.

On discute alors avec Mme C. d'une hospitalisation en urgence, mais, pensant la mort imminente, on décide de le garder à la maison.

24/02/01 :

On observe un léger mieux. Mr C. suit des yeux, mais ne répond toujours pas verbalement.

Il ne s'alimente plus.

Devant l'inquiétude de Mme C., une perfusion est mise en place.

25/02/01 :

La voie veineuse ne peut être maintenue du fait de veines de piètre qualité.

Mme C. s'affole. Elle n'avait pas réalisé une fin aussi proche sans qu'on ne puisse rien faire. Cette agonie qui dure lui est très pénible.

Une courte hospitalisation est programmée, durant laquelle une voie sous clavière est mise en place pour pouvoir continuer à le perfuser.

28/02/01 :

Mr C. est réveillable, mais la communication reste subjective. Il ne semble cependant pas souffrir, même pendant les soins de nursing qu'on continue de lui prodiguer.

La perfusion ne le gêne pas et semble rassurer l'épouse du malade qui passe son temps à la surveiller.

02/03/01 :

L'état est stationnaire. Depuis le 23/02/01, Mr C. ne s'alimente plus, ne bouge plus, ne communique plus…

05/03/01 :

La perfusion est toujours en place. Aucune évolution.

13/03/01 :

aggravation : Mr C. n'ouvre plus les yeux à l'appel.

15/03/01 :

Le coma de Mr C. s'approfondit.

17/03/01 :

Mr C. décède à 22h30.

1.2.Moyens utilisés

Le cas de Mr C. est relativement classique en médecine générale.

Il s'agit d'un patient âgé, atteint d'une maladie incurable, sur un terrain déjà débilité, et pour lequel tout traitement curatif est illusoire.

Le maintien à domicile a été rendu possible entre autre par la simplicité des traitements instaurés qui étaient uniquement symptômatiques : l'ACTISKENAN et le DUROGESIC se prescrivent sur des ordonnances sécurisées, l'emploi est très simple.

Le matériel nécessaire se résumait à un lit médicalisé avec barrières, une potence pour la perfusion.

Lorsque les besoins matériels sont plus importants(oxygénothérapie, nutrition par sonde gastrique…), les pharmaciens délèguent du personnel pour expliquer l'utilisation et résoudre les problèmes courants.

1.3.Les différents intervenants

Dans le cas de Mr C., on a fait intervenir bien sûr le médecin traitant qui le suivait depuis son installation, et moi-même, son médecin remplaçant régulier, car j'habitait à ce moment-là dans le même village.

L'équipe infirmière était déjà connue du patient puisqu'elle venait deux fois par jour pour l'injection d'insuline et les contrôles glycémiques capillaires.

Le pneumologue connaissait également ce patient qu'il suivait pour sa bronchite chronique.

Le pharmacien habituel de Mr C. a fourni aussi bien les médicaments que le matériel nécessaire.

Nous n'avons pas eu besoin de kinésithérapie car l'évolution a été trop rapide.

L'équipe paraissait donc constituée à l'avance.

On a eu à faire à quelques éléments nouveaux, à savoir le médecin conseil de la mutualité qui a guidé le médecin traitant et moi-même dans les différentes formalités pour la prise en charge.

Nous avons également conseillé à Mme C. de rencontrer une assistante sociale pour mettre en place une aide ménagère mais elle n'a pas été intéressée. En fait, elle voulait faire le plus de chose possible par elle-même, pour « s'occuper l'esprit ».

1.4.La famille

Le principal élément est bien sûr Mme C., âgée de 70 ans à ce moment-là, vivant seule avec son mari. Son état de santé lui a permis d'affronter cette épreuve avec beaucoup de courage.

Elle a toujours voulu garder son mari auprès d'elle, n'acceptant l'hospitalisation que pour des interventions qu'on ne pouvait pas faire à domicile.

Elle s'est efforcée de maintenir une hygiène correcte dans la maison et dans la chambre de son époux. C'est elle qui lui faisait la toilette quand il ne le pouvait plus.

Elle lui a administré ses traitements consciencieusement, lui a préparé ses repas en fonction de ses goûts, même si cela devenait de plus en plus difficile puisque ces derniers repas se résumaient souvent à un bol de café au lait avec des biscottes.

Elle a veillé sur lui jour et nuit, sans jamais se plaindre.

Pourtant, lorsqu'on l'interrogeait, on décelait tout de même une bonne dose d'angoisse et de fatigue. Le simple fait d'en parler, de répondre à ses questions, suffisait à la rassurer.

Lorsque Mr C . est entré dans le coma, nous avons tout de même mis Mme C. sous anti-dépresseur.

Après la mort de son mari, Mme C. a connu une période dépressive réactionnelle, elle s'est sentie desoeuvrée. Mais, grâce à de bons voisins et à sa famille, le deuil a été vite surmonté.

Mme C. est à l'heure actuelle toujours sous anti dépresseur (DEROXAT).

Les enfants de Mr C. ont également été très présents, leurs visites étaient fréquentes, même sa fille de Paris venait une fois par mois.

Les voisins ont eu un rôle important par leur présence, notamment pour soutenir Mme C., la divertir, lui parler , lui rendre divers petits services, la relayer au chevet de Mr C.

1.5.Intrication curatif/palliatif

Vu le pronostic très sombre de la pathologie dans le cas présenté, aucun traitement curatif n'a été entrepris. Aucune chimiothérapie n'aurait été supportable par ce patient déjà très fatigué.

Mais cette décision n'était pas définitive, et si on aurait pu réévaluer ce cas à tout moment si l'évolution n'avait pas été si rapide.

La dernière hospitalisation, qui a duré 24 heures, étaient plus faite pour soulager et rassurer Mme C. que pour tenter quoi que ce soit sur Mr C. La mise en place d'une voie sous clavière est sans doute discutable dans ce contexte.

Cette décision a été prise d'une part par le fait que Mme C. était très demandeuse de soin même si on lui avait bien expliqué que cette perfusion était illusoire, et d'autre part parce que la clinique étant très proche, cela ne demandait pas une organisation monstrueuse.

Dans ces moments-là, le dialogue est extrêmement important, entre les soignants et avec la famille, pour avoir un discours cohérent.

1.6. Les problèmes rencontrés

Pour ma part, le premier problème que j'ai rencontré est la réaction de Mme C. lorsqu'elle m'a vu pour la première fois. Dans ces moments- là, je crois qu'on a besoin de faire confiance totalement à son médecin et ce n'est pas évident lorsqu'il s'agit d'un remplaçant. Mme C. a appris à me connaître par la suite et le problème s'est résolu de lui-même. Cela dit, elle ne manquait pas de nous faire passer tous les samedis matin pour régler les petits soucis et surtout pour ne pas avoir à appeler le médecin de garde du week-end.

Il n'y a pas eu de problèmes matériels proprement dits, tout s'est déroulé remarquablement bien . J'appréhendais de devoir régler un extracteur d'oxygène ou un débit pour une sonde gastrique. Les pharmacies délèguent du personnel pour expliquer la manipulation des machines afin d'éviter ce genre d'appréhension.

L'équipe s'est constituée d'elle-même, et les compétences de chacun étaient suffisantes dans ce cas-là.

En fait , ma première confrontation à Mr C. m'a angoissée dans la mesure où je ne savais pas à quoi m'attendre, ni si j'allais être à la hauteur. J'avoue que ma position de remplaçante me satisfaisait puisque je pouvais remettre le problème à plus tard si besoin. Je me suis cependant plus investie que prévu dans cette relation avec ces gens qui étaient finalement des voisins.

J'ai été largement rassurée par la présence et la disponibilité des spécialistes avec lesquels j'ai travaillé, me rendant compte que l'on n'est pas si isolé en médecine générale.

Un autre problème pratique consiste en la rédaction des ordonnances concernant le matériel médical. Là aussi un simple coup de téléphone au pharmacien permet de le résoudre.

Je n'ai pas eu à réaliser de gestes techniques spécifiques chez Mr C. Ce n'est pas tous les jours que l'on fait des ponctions d'ascite ou des drainages pleuraux. Dans tous les cas, restons simples : si on sait le faire, on le fait, sinon, on organise une brève hospitalisation pour que le geste soit réalisé par un spécialiste.

Il n'est pas toujours aussi facile que dans l'exemple de Mr C. de trouver une place d'hospitalisation rapidement. Là aussi, les spécialistes hospitaliers font de gros efforts pour accorder leur priorité à ce genre de malade qui ne peut pas attendre mais les problèmes de disponibilité de lits restent essentiels.

La vérité a été délibérément cachée à ce malade. Ce choix est bien sûr discutable puisque l'on a vu qu'un malade conscient de sa pathologie peut mieux accepter les traitements, la souffrance.

Nous avons décidé de respecter le choix de Mme C. en l'avertissant que ce n'était peut-être pas la meilleure solution mais en prenant en compte le fait qu'il était déjà dépressif et bien malade sur le plan cardiaque, ce qui suffisait à expliquer sa dégradation physique. Ce n'était effectivement peut-être pas la peine d'en rajouter. Et bien que certaines questions de sa part étaient difficiles à éluder, nous avons toujours su trouver des réponses justes, sans avoir besoin de mentir.

De plus, les traitements n'étant que palliatifs, nous n'avons pas eu à expliquer la nécessité d'une chimiothérapie ou d'une radiothérapie.

Il faut souligner l'importance du temps consacré à un seul malade, surtout en plein hiver où la demande est très importante. Les visites ont été nombreuses et chaque fois très longues d'une part pour ce patient qui avaient chaque fois de multiples problèmes à résoudre, mais aussi pour son épouse qui avait une quantité de questions à poser. On ne peut pas se permettre d'être expéditif dans un tel contexte et devant le désarroi de la famille. Au contraire, nous nous devons d'être disponible et de consacrer tout le temps nécessaire.

L'infirmière habituelle de Mr C. a émis de nombreux doutes quant au maintien à domicile surtout lors de l'installation du coma. En fait elle a avoué par la suite avoir surtout très peur d'affronter l'issue fatale. « Vous ne pensez pas qu'il serait mieux à l'hôpital ? » était une question qu'elle posait souvent au médecin traitant. Mais tel était le désir du patient…

En fait chaque problème trouve sa solution en en parlant. Le travail d'équipe prend toute son importance. Nous ne sommes pas seuls à décider : même si la décision finale nous incombe, l'avis de chacun est à prendre en compte.

Dans le cas de Mr C., le domicile représentait le lieu idéal d'accompagnement, car la constitution de la famille, de l'équipe médicale, son état de santé et son statut financier le rendait possible. Malheureusement, ce n'est pas toujours réalisable, pour différentes raisons :
-   besoin de sécurisation du secteur hospitalier
-   personnes seules
-   si le domicile ne représente pas un lieu privilégié d'enracinement
-   si le patient présente une pathologie dont les pénibles complications pour l'entourage font préférer l'hôpital (cancers ORL…)
-   lorsque la famille n'est pas prête à affronter un coma, un étouffement…
-   moyens financiers insuffisants : et oui, certains produits ne sont pas pris en charge à 100%, tels que couches, alèzes…

Lorsque le maintien à domicile n'est pas la meilleure solution, les patients en fin de vie sont accompagnés en institution.

2.Exemple d'accompagnement d'une patiente en institution

2.1.Exposé du cas clinique

* Etat civil: Mme D., née le 17/05/1965, vit avec son mari et ses deux enfants agés de 5 et 3 ans, dans un petit village du gers d'environ 1500 habitants situé à 30 kms d'Auch.
Sa mère est veuve et habite dans le même village.

* Antécédants: 2 césariennes lors de ses accouchements, la première pour défaut de progression de l'enfant, la deuxième pour mauvaise position du bébé. Mme D. s'est plaint de migraines lors de sa deuxième grossesse, qui ont disparu depuis l'accouchement.

* Histoire de la maladie:
15/01/2000:
Mme D. consulte son médecin généraliste pour des céphalées permanentes associées à quelques nausées, depuis environ 2 semaines.
L'examen neurologique est normal. On attribue ces maux de tête à des migraines liées à la fatigue qui peut survenir après les fêtes. Le médecin prescrit du PARACETAMOL:6/jour.

20/01/2000:
Mme D. revoit son médecin traitant car malgré le traitement, les céphalées empirent.
Elle souhaiterait réaliser un scanner. L'examen neurologique est toujours normal. La tension est à 12/7.
Le médecin décide de l'adresser au neurologue devant la persistance et le caractère inhabituel de ces céphalées.

30/01/2000:
Mme D. consulte un neurologue qui ne retrouve pas de signe focalisé à l'examen mais il note un certain degré de ralentissement et trouve que le fond d'oeil n'est pas tout à fait normal, il a

l'impression qu'il y a un petit oedeme et préfère l'hospitaliser pour réaliser en urgence une IRM afin d'éliminer un processus lésionnel sous-jacent.

L'IRM encéphalique est réalisée le soir même et retrouve une lésion expansive de 4 à 5 cm de diamètre à contours irréguliers, avec une prise de contraste périphérique trés irrégulière et un centre nécrotique, entourée d'une zone d'oedème périlésionnel relativement marquée, accompagnée d'un effet de masse relativement important sur les structures médianes avec effacement de la corne occipitale du ventricule droit et un engagement sous falcique.

Cette lésion siège dans la région pariétale droite. L'aspect est en faveur d'une lésion primitive de type gliome de haut grade évolutif.

Deux jours plus tard est réalisée une artériographie qui confirme l'existence d'un blush tumoral. L'indication chirurgicale d'une exérèse lésionnelle est retenue.

Les céphalées sesont amendées sous traitement par MEDROL 16:3 matin et soir et EQUANIL 400: 1 le soir.

03/02/2000:

Mme D. regagne son domicile. Le neurologue lui a bien expliqué la gravité de la situation et la nécessité d'opérer rapidement.

Mr et Mme D. conservent l'espoir qu'aprés l'intervention tout rentrera dans l'ordre."Cela ne sera plus qu'un mauvais souvenir", affirment-ils à leur médecin traitant.

07/02/2000:

Mme D. est de nouveau hospitalisée pour l'intervention chirurgicale qui se déroule dans de bonnes conditions. Les suites sont satisfaisantes. Elle sort au bout d'une semaine avec pour seul traitement du RIVOTRIL 2mg:1 cp le soir en prévention.

Par contre, l'anatomopathologie de la lésion s'avère être un astrocytome de grade élevé (4) et il est donc nécessaire de compléter le traitement par une radiochimiothérapie.

Mme D. a un peu de mal à accepter ce verdict au départ mais elle comprend trés bien la nécessité de ce traitement.Elle commence à réaliser la gravité de la situation, mais ne perd pas espoir.

14/02/2000:

Mme D. sort de l'hôpital et retrouve une vie quasi normale en famille. Elle doit consulter l'oncologue pour son traitement complémentaire.

22/02/2000:

Visite du médecin généraliste pour l'ablation des agraffes. Mme D. va bien, elle n'a plus de céphalées, et n'a pas présenté de crises comitiales. Elle s'efforce de rester souriante devant ses enfants mais avoue qu'elle "craque" facilement lorsqu'elle se retrouve seule.

Elle exprime sa peur vis à vis de la chimiothérapie à venir, concernant la perte de cheveux, les vomissements, la fatigue que cela peut entrainer.

Son médecin tente de la rassurer mais reste trés vague car il ne sait pas exactement quelle va être cette chimiothérapie et à quelle fréquence elle va être réalisée.

28/02/2000:

Consultation chez l'oncologue qui prévoit 2 cycles de chimiothérapie type 5-FU, HYDREA de façon concomitante à la radiothérapie à 4 semaines d'intervalle, suite à quoi sera réalisé un scanner cérébral pour permettre d'envisager un traitement d'entretien si tout va bien.

15/03/2000:

Mme D. est toujours en excellent état général, elle ne présente aucune symptomatologie clinique évolutive. Elle a donc débuté une prise en charge par 5 FU et HYDREA du 15 au 19/03/2000 et une radiothérapie quotidienne (40 grays au total en 4 semaines).

La tolérance clinique est parfaite ce qui regonfle le moral de Mme D. Elle se sent prête à affronter sa deuxième cure plus sereinement.

24/03/2000:

Mme D. consulte son médecin traitant pour commenter le résultat de sa formule numération sanguine.On n'observe ni neutropénie, ni thrombopénie, ni anémie, ni insuffisance rénale.

Mme D. est toujours asymptomatique.

13/03/2000/

Mme D. réalise sa deuxième cure de chimiothérapie sans problème particulier.

L'irradiation se termine également les jours suivants.

15/03/2000:

scanner injecté de contrôle: il ne montre aucune image de récidive dans la région temporale droite, tout au plus un tout petit effet d'oedème qui peut être cicatriciel de la chirurgie et de la radiothérapie.

L'oncologue propose donc comme cela avait été prévu une chimiothérapie d'entretien de type PCV (association NATULAN, BELUSTINE, ONCOVIN) à débuter le 22/03/2000 dans le service.

Au vu de la bonne évolution clinique et scannographique et du fait que Mme D. n'a jamais eu de crise d'épilepsie, le RIVOTRIL est stoppé et Mme D. ressort donc sans aucun traitement, ce qui la ravit!

18/03/2000:

Mme D. se sent un peu fatiguée. L'examen est normal, la tension à 11/6. Le médecin traitant lui prescrit des vitamines et demande un bilan sanguin qui s'avère normal.

22/03/2000:

Premier cycle de PCV. Pas de problème particulier.

05/04/2000:

Mme D. appelle son médecin traitant pour une rhinopharyngite non fébrile. Il lui donne un traitement symptomatique et lui recommande de le rappeler si la fièvre apparaissait, ce qui ne se produira pas.

Le moral de la famille est au beau fixe.Mme D. et son mari ont eu trés peur mais la bonne tolérance des traitements et l'absence de récidive au dernier scanner les ont bien rassurés.

Ils savent qu'il faut rester vigilant cependant.

05/05/2000:

Deuxième cycle de PCV. Mme D. est toujours en excellent état général et ne présente aucun déficit neurologique.

15/07/2000:

Troisième cycle de PCV. L'examen clinique est normal, la biologie note une petite anémie à 10.9g/100ml d'hémoglobine qui est bien tolérée sur le plan clinique et donc non compensée.

25/08/2000:

Quatrième et dernière cure de PCV. La tolérance clinique et biologique est toujours excellente. On prévoit un contrôle scannographique à la fin de ce cycle.

23/09/2000:

Mme D. vient de terminer son dernier cycle de PCV qui s'est parfaitement bien déroulé, aux doses prévues.Mme D. se sent soulagée d'avoir terminé ces chimiothérapies mais elle appréhende le verdict du prochain scanner car elle va bien et souhaite vivre sa vie normalement sans passer son temps à l'hôpital.

01/10/2000:

Mme D. réalise son scanner injecté: celui-ci ne met pas en évidence d'effet de masse. Il y a toujours une zone hypodense avec dilatation atrophique en regard de la corne occipitale droite et une prise de contraste en périphérie qui est strictement superposable au précédent scanner.

L'oncologue pense donc qu'il est préférable de maintenir la prise en charge chimiothérapique jusqu'à 6 cycles de PCV.

Mme D. ne comprend pas très bien la nécessité de poursuivre le traitement puisque le scanner est superposable au précédent et qu'il n'y a donc pas de récidive. Mais elle fait confiance au corps médical et accepte ce qu'on lui propose.

Elle entame donc sa cinquième cure de PCV, qui va se passer sans problème.

Mr et Mme D. sont un peu révoltés. Ils ont l'impression que les médecins n'ont pas tenu leurs promesses et après réflexion pensent qu'on leur cache la vérité.

02/10/2000:

Mme D. appelle son médecin traitant et lui demande de consulter son dossier médical.

Celui-ci lui remet sans broncher les courriers reçus afin qu'elle se rende bien compte qu'on ne lui a jamais caché la vérité. Il lui propose de lui clarifier tous les termes médicaux si elle ne les comprend pas et se tient à sa disposition pour répondre à ses questions.

Mr et Mme D. s'en vont rassurés.

09/11/2000:

Sixième et ultime cycle de chimiothérapie, bien toléré.

On prévoit de réaliser un scanner injecté 1 mois après la fin de ce cycle puis un contrôle trimestriel;

16/11/2000:

Mme D. a pris rendez-vous avec un ophtalmologiste sur les conseils de son médecin traitant car elle se plaint d'épisodes de vision floue au niveau de l'oeil droit avec photophobie, notamment sur travail sur écran.

Celui-ci retrouve une acuité visuelle normale à 10/10 au niveau des 2 yeux. L'examen du segment antérieur, le tonus oculaire et le fond d'oeil sont normaux. Par contre, le champ visuel, normal au niveau de l'oeil droit, montre un important scotome du coté gauche avec rétrécissement légèrement concentrique.

02/12/2000:

Mme D. appelle son médecin traitant car elle souffre depuis 2 nuits de céphalées qui se calment dans la journée.

Redoutant une récidive tumorale, le médecin lui prescrit du MEDROL 16 et avertit l'oncologue. L'examen clinique reste normal. La tension est à 13/7.

04/12/2000:

Mme D. termine son dernier cycle de chimiothérapie. Elle signale à l'oncologue que depuis 4 jours, elle souffre de céphalées nocturnes avec nausées matinales.

Un scanner cérébral est réalisé sur le champ. Il montre un énorme effet d'oedème occupant tout l'hémisphère droit sans réelle prise de contraste sur le foyer tumoral.

Un nouveau scanner est programmé dans une semaine pour voir l'évolution et organiser la suite de la prise en charge.

A ce stade, deux possibilités se présentent:

-soit un phénomène de radionécrose tout à fait anormal compte tenu de l'âge de la patiente et de l'intervalle libre entre la fin de la radiothérapie et l'apparition de l'oedème.

-soit un problème de récidive qui est probable sur le plan radiologique.

11/12/2000:

Le scanner cérébral retrouve toujours un important effet d'oedème. Il existe toujours une prise decontaste qui ne s'est pas modifiée en temporal droit et sous pariétal.

On poursuit le traitement par MEDROL 16 qui a bien amélioré la patiente cliniquement.

Mme D. revoit le neurochirurgien qui l'a opérée il y a 1 an. Pour lui, aucun doute, les images radiologiques qu'elle lui montre sont bien en rapport avec une récidive tumorale et une réintervention s'impose.

Mme D. est effondrée à cette annonce.

Il ya quelques jours encore, elle espérait avoir fini les traitements et reprendre une vie normale, alors qu'on apprend aujourd'hui qu'il faut tout refaire depuis le début!

Elle souhaite passer les fêtes de Noël avec ses enfants avant d'être opérée, ce que lui concède le chirurgien.

28/12/2000:

Le neurochirurgien réopère Mme D. de cette récidive gliomateuse dans de bonnes conditions. Il réalise une large exérèse lui laissant l'impression d'une exérèse macroscopiquement complète. Les suites opératoires sont simples. Il existe simplement un léger retard moteur du membre supérieur gauche qui ne devrait pas la gêner dans sa vie de tous les jours.

Sur le plan thérapeutique, Mme D. poursuit le MEDROL 16 et l'on introduit un anticonvulsivant (NEURONTIN)

L'anatomopathologie confirme une récidive d'un glioblastome ayant les mêmes caractéristiques que sur le prélèvement précédent.

25/01/2001 :

Mme D. consulte son médecin traitant car depuis 24 heures, elle se sent nauséeuse et présente une fièvre à 39°.

Même s'il y a beaucoup de gastroentérites aigües en ce moment, le généraliste préfère avoir l'avis du neurochirurgien. Celui-ci la reçoit immédiatement et remarque une anisocorie modérée. Il la convainc de rester hospitalisée en réanimation afin de réaliser plusieurs examens.

Le scanner cérébral retrouve une collection sous cutanée et un épanchement sous dural droit ne prenant pas le contraste.

Biologiquement, il existe une neutropénie, une hyponatrémie, la CRP est normale.

Une ponction lombaire réalisée en urgence ne retrouve aucun germe mais 1000 polynucléaires neutrophiles, une hypoglycorachie et une hyperalbuminorachie.

Mme D. bénéficie d'un traitement antibiotique (ROCEPHINE+ CIFLOX) en plus d'un traitement symptomatique. Son état clinique s'améliore rapidement, les signes d'hypertension intra cranienne s'amendent, mais il persiste un fébricule à 38° alors que les bilans bactériologiques restent négatifs.

Mme D. est transférée 4 jours plus tard dans le service de neurochirurgie où elle va séjourner 1 mois.

Le neurochirurgien va devoir ponctionner la collection liquidienne par voie percutanée. Cette ponction va permettre de retrouver un germe : un sphingomonas pauci mobilis, pour lequel va être entrepris un traitement antibiotique adapté.

Le syndrome infectieux sera bien contrôlé mais malheureusement sur le plan neurologique on va observer une importante dégradation notamment sur le plan cognitif avec également l'apparition d'une hémiparésie gauche avec héminégligence.

A la fin de son séjour, Mme D. récupère bien sur le plan de la vigilance, elle présente un syndrome confusionnel assez fluctuant qui ne domine pas le tableau. Par contre, la reprise de l'autonomie est compromise par l'hémiparésie et l'héminégligence.

En accord avec Mr D., le neurochirurgien laisse Mme D. regagner son foyer qui semble l'endroit le plus approprié pour sa convalescence.

Elle doit quand même être bien aidée car elle n'est à ce moment-là pas capable de se prendre en charge.

Elle va avoir la visite quotidienne d'une infirmière pour le nursing et d'un kinésithérapeute pour l'aide à la marche.

25/02/2001

Mme D. rentre à la maison. Le médecin traitant est appelé pour quelques ordonnances à compléter. C'est l'occasion pour lui de voir une Mme D. bien affaiblie et dont le moral ne paraît pas aussi fort que le mois précédent. Elle lui avoue avoir des doutes quant à sa survie, elle se pose beaucoup de questions sur l'avenir de ses enfants dont elle ne peut malheureusement plus s'occuper comme avant. Elle regrette de ne plus pouvoir leur donner le bain, leur préparer à manger, les conduire à l'école…

Le médecin lui propose un traitement anti dépresseur qu'elle refuse catégoriquement.

03/03/2001

Mme D. se rend compte d'une certaine agressivité qu'elle a du mal à maîtriser et en parle à son médecin traitant. Même si la kinésithérapie lui fait faire d'énormes progrès, elle se rend compte de sa dépendance envers les autres et le vit très mal. Elle demande un traitement léger. Son médecin lui prescrit du SYMPATHIL.

15/03/2001

Mme D. se sent toujours très nerveuse, son mari confirme ses dires mais pense que sa réaction est normale et qu'il lui faut du temps pour accepter son handicap. Les enfants en revanche ne semblent pas comprendre la situation et sollicitent beaucoup leur maman qui leur a sans doute beaucoup manqué ses derniers temps. Le médecin traitant hésite mais préfère mettre Mme D. sous anti dépresseur (EFFEXOR).

20/03/2001 :

Mme D. revoit l'oncologue et passe un nouveau scanner qui met en évidence une cavité séquellaire post opératoire liquidienne de 4 cm de diamètre avec une plage tissulaire sous jacente dans la région temporale droite cortico sous corticale se réhaussant après injection de produit de contaste de façon hétérogène, une prise de contraste également en pariéto occipital haut et une prise de contraste nodulaire de 2 cm au niveau de la région temporale gauche alors que sur les précédents scanners, cette prise de contraste n'existait pas.

On évoque donc l'éventualité d'une récidive et c'est la raison pour laquelle on lui propose une nouvelle chimiothérapie.

Mme D. fond en larmes à cette annonce. Elle sait maintenant qu'elle ne guérira pas et que ses jours sont comptés.

23/03/2001 :

Mr D. se rend chez son médecin traitant pour lui demander conseil. En effet, il ne sait pas comment s'y prendre avec sa femme qui a besoin de lui mais n'accepte pas son aide. Il ne sait pas répondre aux questions de ses enfants qui voient leur mère diminuée mais ne savent pas pourquoi. Le médecin lui explique qu'il n'a pas la réponse à toutes ses questions. Il faut qu'il comprenne que sa femme accepte mal la dépendance et qu'il accepte ses colères.

24/03/2001

Mme D. commence sa nouvelle chimiothérapie (PLATINE, BELUSTINE), qu'elle supporte relativement bien.

Son état général est stationnaire, à savoir que l'hémiplégie gauche persiste, elle présente des moments de confusion. Elle parvient à s'alimenter seule mais à toujours besoin d'aide pour la toilette.

30/03/2001

Mr D. « craque » ! Il n'en peut plus de la mauvaise humeur de sa femme qui n'a selon lui aucune reconnaissance pour les efforts qu'il fournit. Le médecin traitant le trouve surtout très fatigué. Il lui propose un arrêt de travail que Mr D. refuse. Il va plutôt essayer de mettre les enfants en garde chez sa belle-mère quelques temps car ils sont souvent source de tension à la maison.

04/04/2001

Mme D. refuse d'être un « fardeau » pour sa famille et choisit d'être hospitalisée pour soulager les siens.

08/04/2001

Mme D. est hospitalisée dans un service de moyen séjour dans la clinique où exerce son neurochirurgien.

25/04/2001 :

Mme D. réalise une deuxième cure de chimiothérapie. Elle n'exprime pas le désir de retourner à son domicile. De plus, les épisodes de confusion sont de plus en plus fréquents ce qui fait que Mr D. amène de moins en moins les enfants voir leur mère.

On se pose alors la question de réaliser d'autres cures de chimiothérapie puisque celles-ci ne paraissent pas améliorer la patiente.

26/04/2001

Mme D. présente une infection urinaire que l'on traite par antibiotique

02/05/2001

Mme D. se plaint d'une douleur dans la jambe gauche. L'écho-doppler retrouve une phlébite.

15/05/2001

Après les 2 cycles de chimiothérapie, un scanner est réalisé : la tumeur cérébrale est en progression. Cliniquement, l'état de Mme D. s'est dégradé : son hémiplégie gauche s'est aggravée, le syndrome confusionnel est constant, elle se plaint de céphalées.

La chimiothérapie est donc inefficace et l'oncologue ne peut proposer d'autre chimiothérapie compte tenu de l'état de la patiente .

L'état de Mme D. va se dégrader progressivement les jours suivants et elle va rentrer dans le coma fin mai. Elle décèdera le 12/06/2001.

2.2 : les différents intervenants

Dans le cas de Mme D., ce sont surtout les spécialistes qui ont occupé le devant de la scène.

La pathologie présentée n'est pas vraiment du ressort du généraliste qui se contente de dépister d'éventuels symptômes en rapport avec le processus tumoral.

A domicile, le rôle du médecin traitant est surtout un support moral pour la patiente et la famille. Il s'agit dans ce cas d'un jeune médecin(35 ans) nouvellement installé, qui n'avait pas une grande expérience de l'accompagnement des personnes en fin de vie et surtout aucune formation. Il m'a avoué se sentir souvent impuissant devant les demandes de la famille et ne savait pas vraiment s'il prenait les bonnes décisions, surtout lorsque Mme D. a décidé de se faire hospitaliser.

Le kinésithérapeute et l'infirmière exercent dans le village.

Devant les progrès de Mme D., le kinésithérapeute ne pensait pas que l'issue soit aussi rapide. Il était plutôt favorable à l'idée d'hospitaliser Mme D. car il s'était bien rendu compte de l'ambiance tendue qui régnait à la maison et pense qu'il valait mieux que les enfants gardent une image positive de leur maman.

L'infirmière pense qu'on aurait peut-être pu attendre un peu plus avant de l'hospitaliser, qu'elle puisse profiter un maximum de ses enfants, mais elle convient que c'était difficile du fait de leur jeune âge et du fait que Mr D. travaille.

2.3 :La famille :

Mr D. exerce une activité professionnelle très prenante puisqu'il est boulanger. Il n'était pas simple pour lui de s'occuper de ses enfants, de son commerce et en plus de sa femme. Il s'est cependant montré très présent, ses visites au service de moyen séjour étaient quasi quotidiennes. Il a réalisé la gravité de la maladie lors de la récidive, après la deuxième opération. Il a accepté petit à petit la dégradation de l'état clinique de sa femme et s'est préparé à la séparation.

La maman de Mme D. a eu beaucoup plus de mal à admettre la maladie de sa fille. Lorsque celle-ci est entrée dans le coma, elle ne voulait plus quitter son chevet.

2.4 : intrication curatif/palliatif :

On peut considérer que les 2 dernières chimiothérapies étaient plutôt à visée palliative. En tout cas, la limite entre le curatif et le palliatif est floue puisque ce n'est vraiment qu'un mois avant sa mort, avec le dernier scanner, qu'on a décidé d'arrêter la chimiothérapie qui causait plus d'effets indésirables que d'amélioration clinique. L'option curative n'a jamais été complètement abandonnée. S'il y avait eu une amélioration clinique, on aurait pu reprendre un traitement.

2.5 : les problèmes rencontrés :

Le manque d'expérience et de formation du médecin généraliste en matière de soins palliatifs a sans doute été un des principaux problèmes. Il a peu participé aux décisions.

L'hospitalisation s'est avérée bénéfique finalement. Mme D. ne se sentait plus un fardeau, sa famille a été soulagée. Peut-être aurait-on pu lui proposer plus tôt, même de manière transitoire, pour éviter les crises familiales.

D'autres solutions existent notamment avec les réseaux de soins qui auraient été parfaitement adaptés dans cette situation. Chaque membre de la famille aurait pu parler de son ressenti et peut-être trouver des réponses.

La famille n'a jamais trop su comment faire avec les enfants. Fallait-il leur dire que leur maman allait mourir ou les préserver dans l'ignorance et les mettre devant le fait accompli après la mort ?

Cette question est toujours délicate et là aussi les psychologues et pédopsychiatres qui font partie des réseaux de soins palliatifs peuvent donner des orientations pour guider la famille dans ses choix.

Les obstacles au maintien à domicile, dans ce cas, ont donc été la composition de la famille (mari qui travaille, enfants en bas âge), la pathologie qui a entraîné une dégradation physique difficilement acceptable à la maison (syndrome confusionnel puis coma), le manque d'expérience et de connaissance du médecin généraliste (qui ignorait notamment l'existence des réseaux de soins palliatifs).

3.Commentaires sur ces deux cas

3.1 :La prise en charge à domicile

Même si le domicile peut paraître le lieu idéal pour une fin de vie, cela n'est pas toujours réalisable. Entre 1960 et 1990, la proportion de décès à domicile est passée de 65 à 28%(31) alors que le souhait de nombreux malades est de pouvoir finir leur vie chez eux (63% des cas). Ce souhait est souvent empêché en raison de :

- un entourage insuffisant (conjoint âgé, enfant qui travaille ou en bas âge…) ou réticent (peur de la maladie, de la mort) ;
- problèmes sociaux (ex :partage d'un appartement…)
- problèmes matériels (appartement trop exigu…)
- certains symptômes difficilement gérables au domicile (dyspnée, troubles cognitifs…)
- Certaines personnes préfèrent être hospitalisées par besoin de sécurisation ou pour ne pas être un fardeau pour leur famille.

Cependant, depuis une dizaine d'années, beaucoup de progrès ont été faits sur le plan national pour pouvoir faciliter le maintien à domicile.

Dans le dispositif « soins palliatifs », la carence est quasi générale concernant la prise en charge et le suivi des patients en fin de vie à domicile ; néanmoins certains projets voient le jour :

- une dizaine de structures hospitalières se consacrent en partie au suivi à domicile des patients désirant rester chez eux pour leur fin de vie ;
- depuis dix ans, une quarantaine d'équipes mobiles de soins palliatifs ont été créées dans des hôpitaux universitaire ou généraux : elles sont multidisciplinaires, répondent à l'appel des soignants pour les aider dans la prise en charge des patients, travaillent en collaboration avec les équipes soignantes ayant en charge le patient depuis le début de sa maladie, elles essaient de

soulager le patient, son entourage et l'équipe soignante, elles ont vocation à faire de la formation et de la recherche clinique.

- la plupart des HAD (hospitalisations à domicile) cherchent à améliorer leurs compétences pour soigner ce type de patients ;
- de nombreux projets de réseaux ville-hôpital se préparent et se mettent en place.

Notons la qualité de l'aide apportée par des associations de bénévoles spécialement formés aux soins palliatifs (Association de Soins Palliatifs, la Ligue Nationale Contre le Cancer…)

3.2:critères décisionnels du maintien à domicile ou de l'hospitalisation en fin de vie :

Le maintien à domicile va être favorisé si le patient a déjà la volonté de rester chez lui, si sa pathologie n'entraîne pas de symptômes angoissants ou de dégradation physique.

Le médecin a également un rôle déterminant, à savoir que s'il est expérimenté en matière de soins palliatifs, il recourra moins facilement à l'hospitalisation, son « pouvoir » rassurant sera d'autant plus important qu'il connaît bien la famille. Enfin, s'il a l'esprit d'équipe, il sera plus à même d'écouter les autres et de bien coordonner les soins.

La famille peut favoriser le maintien à domicile si elle se sent capable d'assumer physiquement et moralement le malade en fin de vie, si elle est prête à affronter les symptômes du déclin. Il faut parfois aussi compter sur les moyens financiers du patient car certains produits de confort ne sont pas pris en charge par la sécurité sociale.

Enfin, lorsque la famille compte parmi ses membres quelqu'un qui est disponible en permanence pour le malade, tous les critères sont réunis pour assurer un maintien à domicile dans les meilleures conditions.

A contrario, on va préférer l'hospitalisation :

*lorsque le malade n'exprime pas la volonté de rester chez lui, au contraire, s'il ne veut pas être un fardeau pour ses proches, s'il se sent plus rassuré par une structure hospitalière.

*lorsque la pathologie en cause entraîne une dégradation physique majeure (cancer ORL…) ou des symptômes angoissants (asphyxie, coma...)

*lorsque le médecin est inexpérimenté et pas prêt à s'investir dans une telle relation, lorsqu'il manque de temps pour prendre en charge un tel malade, lorsqu'il ne connaît pas sa famille...

*lorsque la famille se résume à une personne elle-même invalide ou à un conjoint qui travaille à l'extérieur, lorsqu'il y a des enfants en bas âge, lorsque les ressources financières s'avèrent insuffisantes pour certains produits coûteux non remboursés, lorsque les proches ne sont pas aptes à affronter des symptômes angoissants ou une dégradation physique importante...

Certaines angoisses des familles ne sont pas fondées : elles ne savent pas toujours que l'on peut organiser une oxygénothérapie à domicile par exemple. C'est pourquoi il est important de bien expliquer à la famille ce qui risque de se produire, ce qu'elle va devoir faire au jour le jour et comment appréhender certains problèmes aigus. Il est nécessaire pour cela que le médecin soit disponible pour répondre aux questions des proches.

3.3 : le suivi de deuil :
Le travail du généraliste ne s'arrête pas au décès du patient.

Il va falloir prendre en charge toute une famille endeuillée, d'où l'intérêt de préparer chaque membre de la famille au travail de deuil.

D'après Annick Ernoult (32), le travail de deuil consiste à « donner un sens à quelque chose qui n'en a pas » .

Les premiers mois qui suivent le deuil, on décrit une phase de sidération, au cours de laquelle les personnes endeuillées vaquent à leurs occupations de manière irréfléchie, en « pilotage automatique ».

Puis on entre dans une phase de désorganisation intense où l'on observe une perte des repères, des troubles du sommeil, des troubles alimentaires, une somatisation. C'est la période des « illusions de deuil » où l'on a l'impression de voir ou d'entendre le défunt.

Au bout de plusieurs années va se faire la réorganisation où l'on va accepter la perte, se séparer du défunt et non l'oublier(ce qui est vécu comme une trahison). Chaque souvenir va remonter à la surface et être réinvesti.

Le deuil est sûrement toujours douloureux, mais ce n'est pas parce qu'il est douloureux qu'il est compliqué. Il faut savoir différencier un deuil normal d'un deuil pathologique avec passage à l'acte, réaction dépressive, maladies psychosomatiques, comportements addictifs.

CONCLUSION

Chaque cas étant unique, il est bien difficile de mettre au point une conduite à tenir type en matière de soin palliatif.

De l'annonce de la mauvaise nouvelle au patient jusqu'au suivi de deuil de la famille, il faut savoir adapter ses propos à l'évolution du malade et de ses proches.

Les réactions « normales » sont multiples et le médecin généraliste doit les accepter. Si le malade et/ou sa famille s'avèrent hostile envers le corps médical, il n'est pas opportun de les laisser tomber à ce moment-là.

Pour bien accompagner une personne en fin de vie, il faut surtout savoir l'écouter, elle et son entourage.

Les prises de décisions sont parfois épineuses, notamment sur le choix de l'hospitalisation ou du maintien à domicile.

Il est bien sûr nécessaire d'évaluer tous les critères, qu'ils concernent le médecin, le malade, sa famille, sa pathologie, ses conditions de vie…Il n'y a pas de règle stricte si ce n'est de respecter tant que possible la volonté du malade..

Avec le vieillissement actuel de la population, les médecins généralistes seront de plus en plus confrontés au problème des soins palliatifs. Ils ne pourront pas toujours le fuir . Or, actuellement, le cursus médical est exempt de tout cours concernant l'accompagnement et le suivi de deuil.

Je pense qu'une formation est nécessaire, au même titre que les autres modules, d'autant plus qu'elle concerne tous les médecins, généralistes comme spécialistes.

La formation continue propose des réunions sur le thème des soins palliatifs, mais cela reste facultatif.

De gros progrès ont néanmoins été faits pour l'organisation des soins palliatifs , notamment avec le développement des réseaux, mais beaucoup reste encore à faire.

Accompagner une personne en fin de vie demande énormément de temps et d'énergie, mais c'est aussi une expérience très enrichissante qui fait partie des devoirs des soignants.

« Guérir parfois, soulager toujours, accompagner jusqu'au bout. »(33)

BIBLIOGRAPHIE

1. ROUGERON Claude
La revue exercer, novembre/décembre 2000, n°59, p18-20

2. KUBLER-ROSS Elisabeth
Les derniers instants de la vie
Genève. Editions Labor et Fides. 1975.

3.STEPNIK A., TESS T.
Preventing spiritual distress in the dying client
Journal of psychological nursing. 1992. Tome 30, n°1. p17-24.

3.   SEBAG René, LANNOE
Mourir accompagné.
Paris : Desclée de Bower. 1986.

4.   ANDRIAN Josiane
Lieu de décès des personnes âgées
Documents cleirppa. n°212, janvier 1992, p1-7.

5.   ARIES Philippe
Essai sur l'histoire de la mort en Occident du Moyen Age à nos jours
Paris : Ed Seuil. 1975.

6.   ARIES Philippe
Ibid. p68.

7. MOUNT Balfour
Défi aux soins palliatifs
American journal of palliative care. Novembre/décembre 1985.

8. VINCENT THOMAS Louis
Anthropologie de la mort
Paris : Payot. 1976.

9. SCHAERER René
Parler de la mort avec le malade
Les actes du 3° congrés international d'Ethique Médicale de l'Ordre des Médecins. Paris. 1991.

10. ILLICH Ivan
Némésis médicale
Paris : Seuil. 1975.

11. Journal officiel du 8 septembre 1995
Ibid. Article 16

13.DUCASSE S.
Légalisation de l'euthanasie aux Pays-Bas
Actualités @ club.internet.fr. Avril 2001.

14. TARAN S.
La Belgique autorise l'euthanasie
Actualités @ club.internet.fr. Mai 2002.

15. Journal officiel du 8 septembre 1995
Ibid. Article 37.

16. Ordre National des Médecins
Commentaires du code de déontologie médicale. p 71.

17. COUVREUR Chantal
Les soins palliatifs
Encyclopédie de santé publique
Médési Mac Graw-Hill. 1989.

18. DELBEQUE Henri
Rapport « les soins palliatifs et l'accompagnement des malades en fin de vie »
Paris. Ministère de la santé et de l'action humanitaire. 1993.

19. GOMAS J.M.
Le malade en fin de vie et le médecin généraliste
Pharmacia et Upjohn. Juin 1998. P4.

20. GOMAS J.M.
Le malade en fin de vie et le médecin généraliste
Pharmacia et Upjohn. Juin 1998. P21-23.

21. SEBBANE G. et PERILLIAT J.G.
Soins palliatifs terminaux en institution gériatrique
In : attitudes pratiques en gérontologie
Laboratoire L .LAFON. 1992

22. GOMAS J.M.
Le malade en fin de vie et le médecin généraliste
Labo. Pharmacia et Upjohn. Juin 1998. P 30-36.

23. LARUE, BRASSEUR , et Coll.
Enquête DGS : « attitude des médecins prescripteurs dans le traitement des douleurs chroniques cancéreuses »
1992.

24. SAUNDERS C. et BAINES M.

La vie aidant la mort

Medsi. 1988.

25. Circulaire DHOS/02/D65/SD5D/2002/n°2002/98 du 19 février 2002 du ministère de l'emploi et de la solidarité.

26. Loi n°99-477 du 9 juin 1999 visant à garantir le droit d'accès aux soins palliatifs

27. Circulaire DHOS/03/DSS/CNAMTS n° 2002-610 du 19 décembre 2002 relative aux réseaux de santé, en application de l'article L.6321-1 du code de la santé publique et des articles L.162-43 à L.162-46 du code de la sécurité sociale et des décrets n°2002-1298 du 25 octobre 2002 relatif au financement des réseaux et n°2002-1463 du 17 décembre 2002 relatif aux critères de qualité et conditions d'organisation, de fonctionnement et d'évaluation des réseaux de santé.

28. GOMAS J.M.

Le malade en fin de vie et le médecin généraliste

Labo. Pharmacia et Upjohn. Juin 1998. P5.

29. DUROGESIC° guide pratique

laboratoire Janssen-Cilag. 2002.

30. Circulaire DH/EO2/2000/295 du 30 mai 2000 relative à l'hospitalisation à domicile.

31. COPEL Laure

Les différentes structures de soins palliatifs

Guide pratique de soins palliatifs. Ed. John Libbey. 2001.

32. ERNOULT Annick

Comprendre le deuil pour aider les endeuillés

Colloque « accompagner la perte d'un proche ». Toulouse . 2003.

33. SAUNDERS C.

Soins palliatifs :une approche multidisciplinaire.

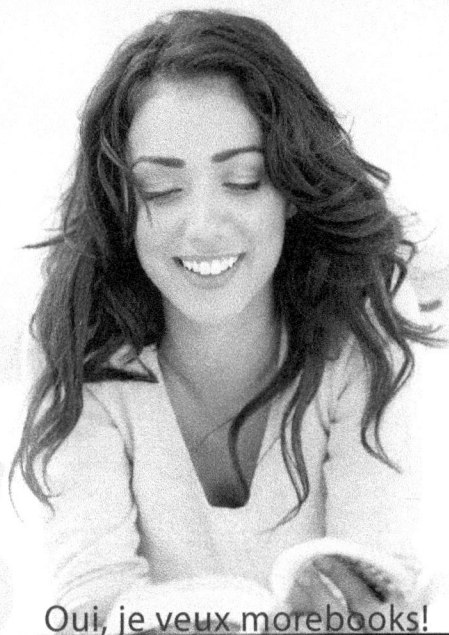